ANNA TRÖKES

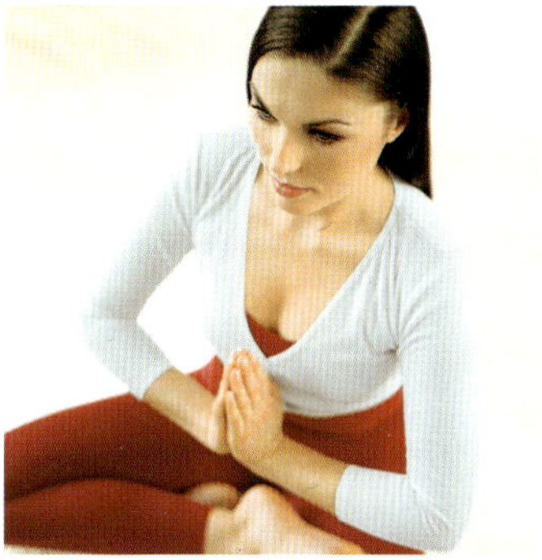

Yoga

Mehr Energie und Ruhe

INHALT

Praktische Tipps fürs Üben

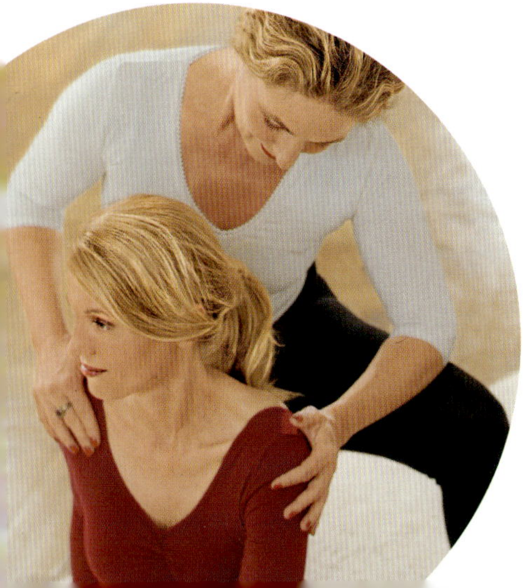

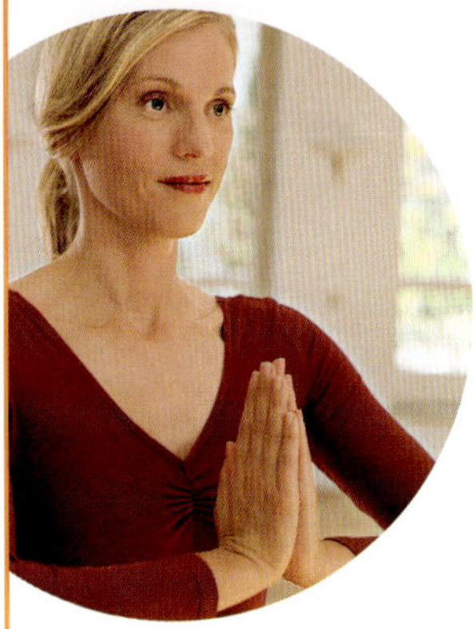

Einen guten Start in den Tag!

Entspannt den Tag beschließen

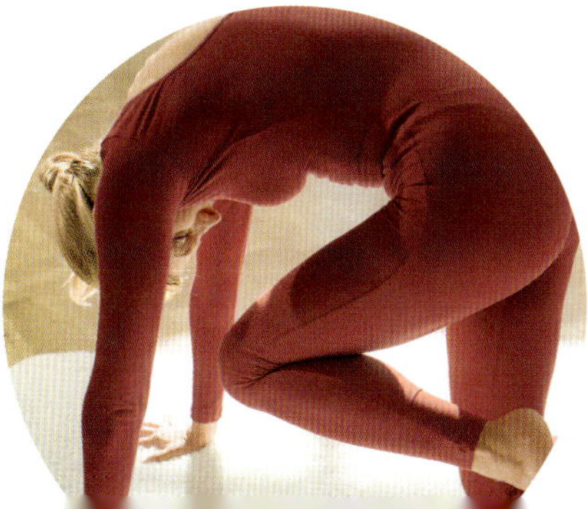

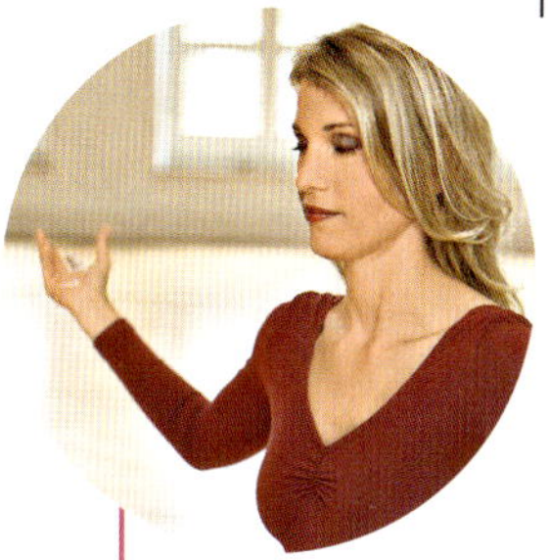

Die innere Kraftquelle finden

Zum Nachschlagen

Yoga für Körper und Geist

Von den Teilnehmern meiner Yogakurse höre ich immer wieder, dass sie gern jeden Tag etwas für sich tun würden, um den Belastungen des Alltags entgegenzuwirken – der Nervosität, den Rückenschmerzen und dem Stress. Der gute Vorsatz ist da, aber es fällt den meisten schwer, ihn in die Tat umzusetzen. Denn allein ohne Anleitung zu üben, ist nicht leicht. Immer wieder wurde der Wunsch nach einer CD an mich herangetragen, um den Unterricht gewissermaßen ins eigene Heim transportieren zu können – und hier ist sie nun, zusammen mit einem ausführlichen Anleitungsbuch. Ab jetzt brauchen Sie nur noch die CD einzulegen und können die Übungsprogramme ganz nach Ihren Wünschen und Bedürfnissen zusammenstellen: Ob Sie sich nun morgens steif fühlen und schwer in die Gänge kommen oder abends abgespannt sind und unter dem Bewegungsmangel des Tages leiden. Das Üben wird plötzlich bequem und machbar. Sie werden Freude daran finden, sich selbst jeden Tag diese Viertelstunde zu schenken, und bald merken, wie gut Ihnen das mäßige – aber regelmäßige – Üben tut!

Anna Trökes

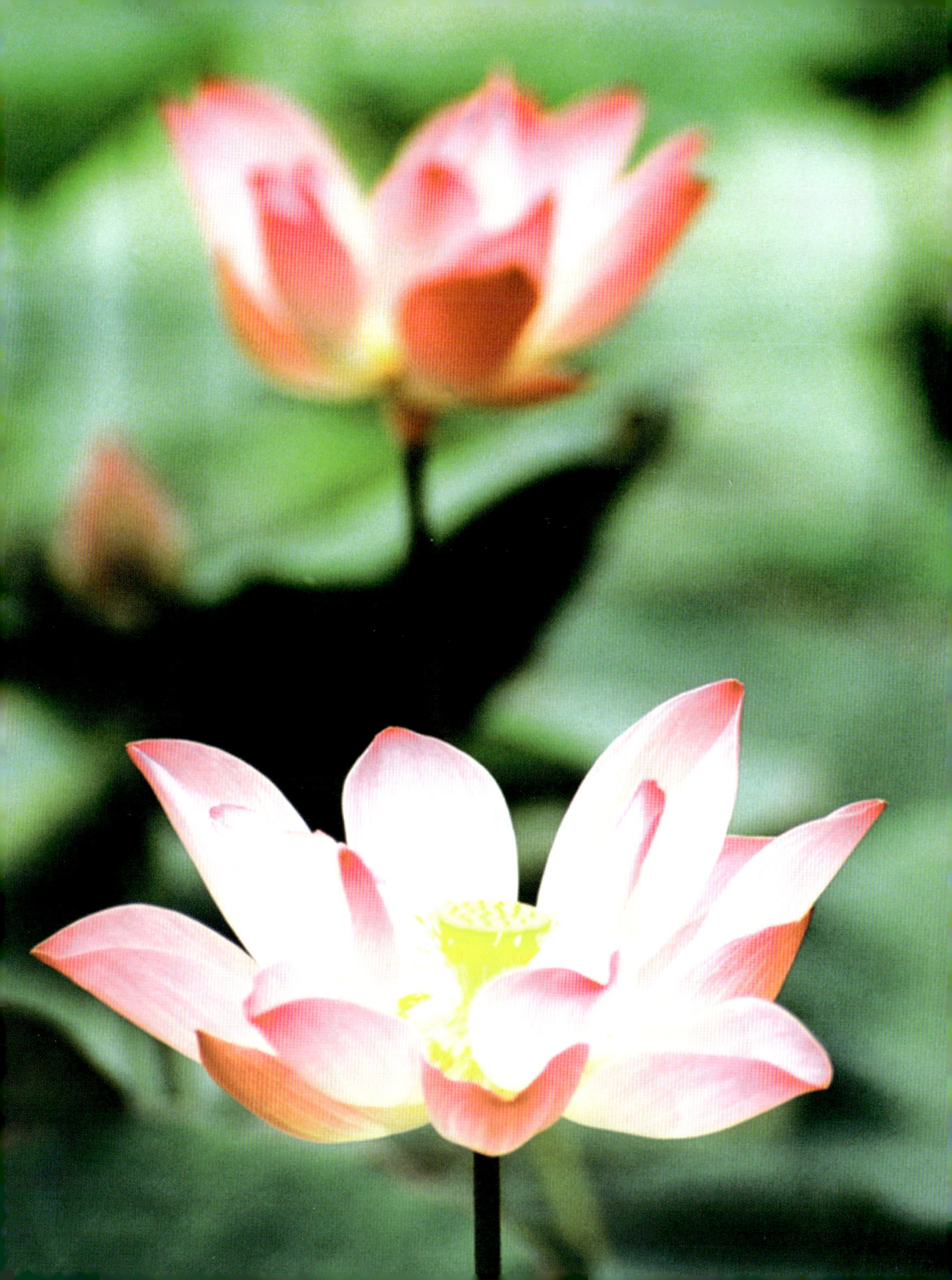

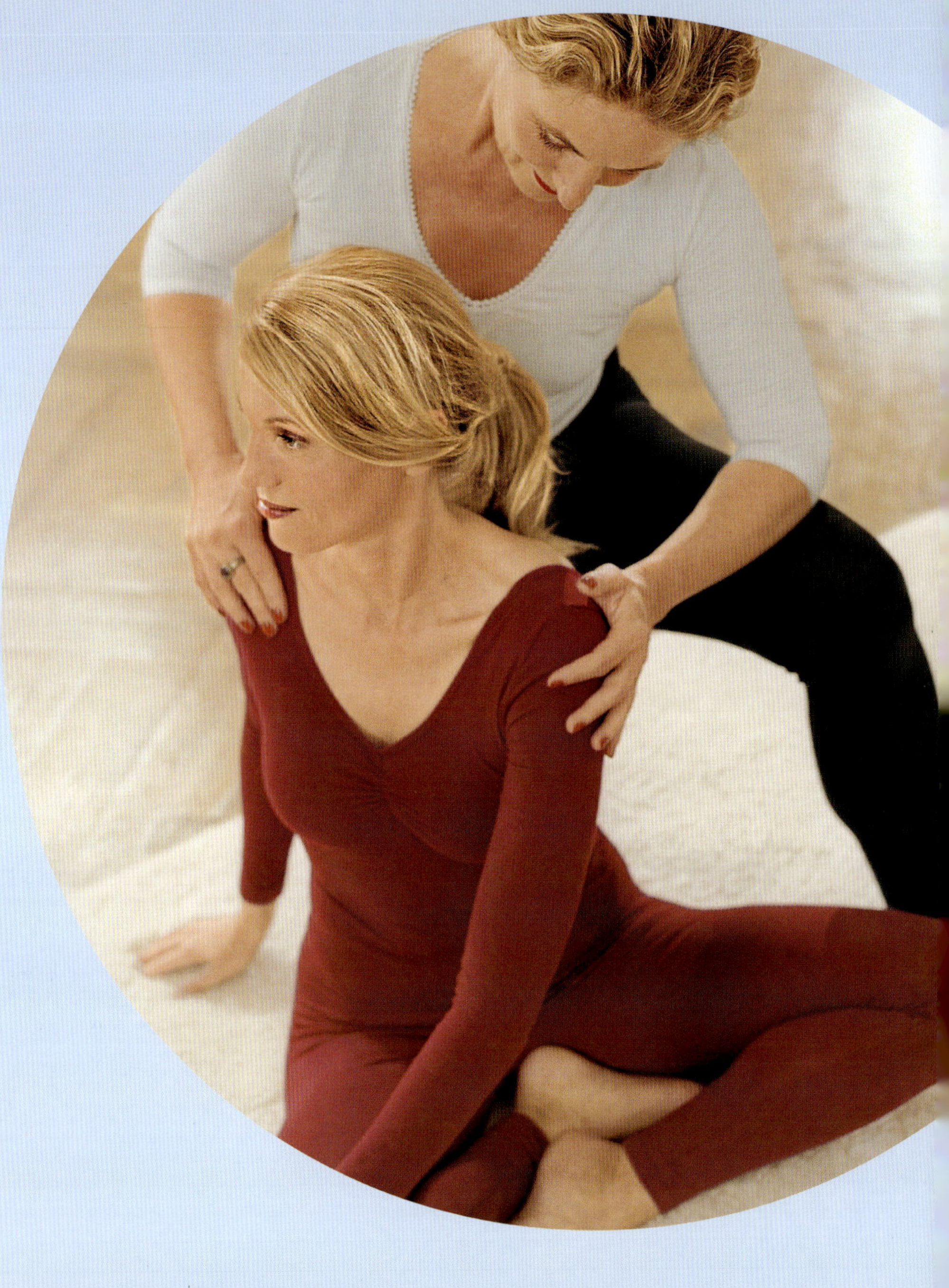

PRAKTISCHE TIPPS FÜRS ÜBEN

Lesen Sie dieses Kapitel, bevor Sie mit dem Yoga beginnen. Hier erfahren Sie, was Sie zum Üben brauchen, wie Sie sich am besten etwas Zeit freihalten und was Ihnen dieses Buch und die beiliegende CD bieten. Außerdem finden Sie Anregungen dazu, wie Sie die Übungen ergänzen oder abwandeln können, sowie Hinweise auf Wirkungen und darauf, wann Sie nur vorsichtig – oder vielleicht auch gar nicht – üben sollten. Kurz, hier bekommen Sie alle Informationen, die Sie brauchen, um sicher und effektiv zu üben.

Yogapraxis für jeden Tag

Sich jeden Tag etwas Gutes tun, um fit und beweglich zu werden und den Strapazen des Alltags entgegenzuwirken, das ist ein Vorsatz, den wir immer wieder fassen – und der dann doch so schwierig umzusetzen ist.

Wo sollen Sie nur die Zeit zum Üben finden? Und wenn Sie sie freigeschaufelt haben – was sollen Sie nun üben? Worauf müssen Sie achten? Diese Fragen stehen wie Hindernisse vor dem Tun, und so verschiebt man den Beginn einer – sicherlich – wundervollen Yogapraxis von Tag zu Tag.
Wenn Sie das Gefühl haben, dass all das auf Sie zutrifft, dann befinden Sie sich in guter Gesellschaft. Aber ab sofort werden Sie Ihren inneren Schweinehund ausschalten können:
Sie legen einfach die beiliegende CD ein, rollen Ihre Matte aus und beginnen Ihre Übungspraxis. Sie ist in überschaubare Viertelstunden-Blöcke aufgeteilt, so dass Sie sicher irgendwo in den 24 Stunden eines Tages eine Nische finden werden. Denken Sie dran: Je mehr Stress Sie haben, desto nötiger brauchen Sie das Üben und desto hilfreicher ist es!

Wie Yoga im Alltag hilft

Was den Alltag oft so anstrengend macht, ist die Tatsache, dass wir so einseitig gefordert werden. Einige müssen den ganzen Tag sitzen, bis der Körper durch den ständigen Mangel an Bewegung angespannt und erschöpft ist. Andere stehen viel oder sind den ganzen Tag in Bewegung, so dass abends Rücken und Beine wehtun.
Die Yogaübungen dieses Buches können Ihnen vor allem helfen, diesen einseitigen Belastungen entgegenzuwirken – denn sie sind es, die uns langfristig krank machen. Wenn Sie viel sitzen, bieten die Übungen Ihnen wieder Dehnungen und Bewegungen. Wenn Sie viel auf den Beinen sind, dann bieten sie Ihnen Ruhe und Entlastung für Rücken und Beine.
Wenn Sie den ganzen Tag konzentriert arbeiten mussten, bieten sie dem Geist Entspannung, damit er nicht mehr wie ein aufgescheuchtes Huhn hin und her rennt, sondern sich wieder sammelt und still wird. Nur so können Sie zur Ruhe kommen und Schlaf finden, um sich für die Anforderungen des neuen Tages zu erholen.

Jeder kann Yoga üben

Die Übungen dieses Buches sind so aufgebaut, dass sie jeder ohne besondere Vorkenntnisse oder Voraussetzungen üben kann. Weder Alter noch mangelnde Gelenkigkeit sind Hinderungsgründe – auch nicht die normalen Beschwerden, die uns plagen, wie Rückenschmerzen, Kopfschmerzen, Nervosität oder der übliche Verschleiß der Gelenke. Dennoch gibt es einige Erkrankungen, die erfordern, dass Sie zuerst Rücksprache mit Ihrem Arzt halten.

Wann ist Vorsicht geboten?

Üben Sie besonders achtsam und behutsam, wenn Sie länger krank waren (auch nach einer dicken Grippe), wenn Sie sich sehr erschöpft fühlen, bei allen Kreislaufschwankungen (also wenn Ihnen schnell schwindlig wird oder Ihr Blutdruck sehr niedrig oder sehr hoch ist), bei allen Schmerzzuständen (lassen Sie unbedingt abklären, wodurch sie ausgelöst werden!), bei starken Verschleißerscheinungen an der Wirbelsäule oder den Gelenken, bei Asthma, während der Regelblutung und in der Schwangerschaft.

Sie sollten nicht üben ...

... wenn Sie unter einer akuten Infektion oder Entzündung leiden, akute Schmerzen haben oder akute Rückenprobleme (etwa einen Bandscheibenvorfall).

Was ist Yoga?

Yoga ist ein seit dem Altertum bekannter und bewährter Übungsweg, um Körper, Atem, Geist und Seele so zu beeinflussen, dass sie harmonisch aufeinander einwirken.

Die Übungen des Yoga schaffen einen Ausgleich zu den Belastungen des Alltags. Sie stärken den Körper, die Atemkraft und unsere Fähigkeit, den Herausforderungen des Lebens gelassen zu begegnen.

Yoga wird definiert als ein Zustand, in dem unser Geist zur Ruhe gekommen ist und in dem wir ganz bei uns sind.

Im Yoga heißt es, dass unsere Geistesverfassung – unser Gestimmtsein – wesentlich für unser Befinden und unsere Gesundheit ist. Folglich bietet er viele Methoden an, die helfen, unseren Geist günstig zu beeinflussen. Eine davon ist der Hatha-Yoga mit seinen Körperübungen, von denen Sie eine Auswahl in diesem Buch finden.

So üben Sie richtig

Ein gutes Übungsmotto: »Genieße die Gegenwart, damit Du in Zukunft eine bessere Vergangenheit hast!«

Die beste Zeit zum Üben

Jede Zeit am Tag ist geeignet, in der Sie 15 bis 20 Minuten ungestört sind.

- Das kann am Morgen noch vor dem Frühstück sein, um den Tag gut zu beginnen. Der frühe Morgen ist auch die Zeit, den die Yogis seit je favorisieren, denn dann können wir in der Regel sicher sein, nicht gestört zu werden. Wir sind zwar noch etwas steif, aber ganz nüchtern, so dass nichts unseren Organismus belastet.
- Vielleicht ist aber die einzige Zeit, über die Sie gut verfügen können, Ihre Mittagspause – dann üben Sie einfach mittags (zum Beispiel die Entspannungsübung anstelle einer Siesta!).
- Das abendliche Üben schließt den Alltag ab und gibt dem Feierabend eine andere Qualität. Stellen Sie nur sicher, dass Ihre Umgebung weiß und akzeptiert, dass Sie eine kurze Auszeit nehmen, um sich zu regenerieren.

➤ Stellen Sie Telefon und Handy ab und ziehen Sie sich zurück. Achten Sie darauf, dass seit Ihrer letzten größeren Mahlzeit mindestens drei Stunden vergangen sind, und trinken Sie unmittelbar vor dem Üben keine größeren Mengen Flüssigkeit.

Einmal täglich Yoga

Das tägliche Üben der gleichen Bewegungen und Haltungen hat einen deutlich wahrnehmbaren Trainingseffekt, der sich bereits nach wenigen Monaten zeigt. »Monate« klingt erst mal lang, aber bedenken Sie, wie viele Jahre einer unangemessenen Behandlung Ihr Körper gebraucht hat, bis er die Beschwerden zeigte (zum Beispiel die Nackenverspannung), die Sie heute veranlassen, mit dem Üben zu beginnen. Seien Sie also geduldig mit sich! Die Haltungen und Bewegungen des Yoga sind so lange erprobt und verbessert worden, dass die Wirkungen gar nicht ausbleiben können! Bringen Sie Abwechslung ins Üben: Machen Sie also heute eines der Morgenprogramme und morgen eine der Übungsfolgen für den Abend.

Wenn Sie sich vornehmen, jeden Tag zu üben, und es kommt Ihnen ständig etwas dazwischen, dann starten Sie unerschüttert immer wieder neu. Schauen Sie nicht darauf, dass es gestern nicht klappte – beginnen Sie heute!

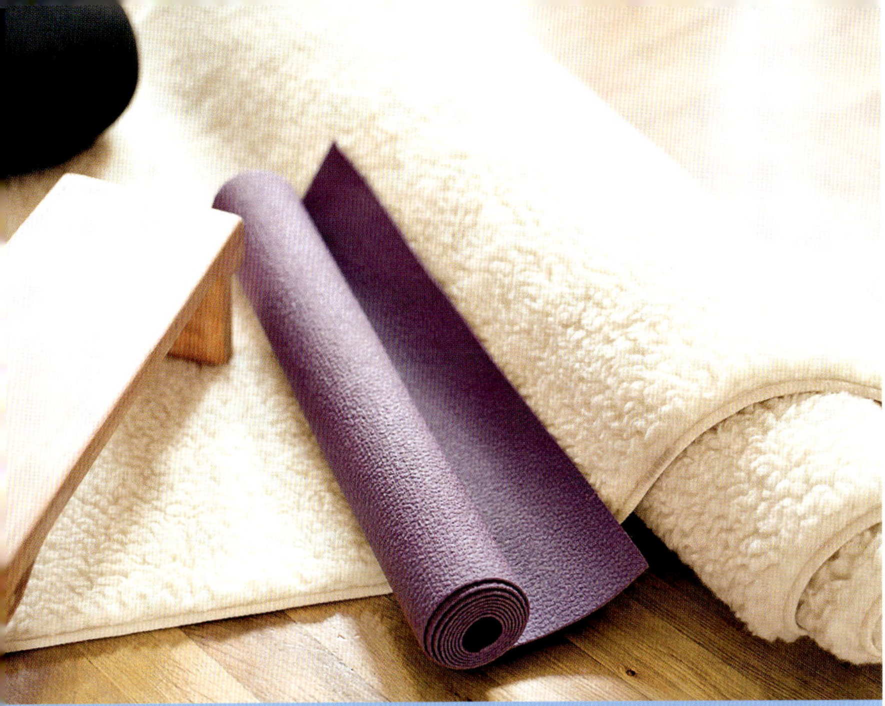

Eine Schafwollmatte wärmt im Liegen, eine rutschfeste Matte ist bei vielen Übungen hilfreich. Sitzkissen oder -bänkchen sind für die Übungen im Sitzen angenehm.

Das brauchen Sie

➤ Tragen Sie beim Üben bequeme Kleidung: je nach Temperatur Gymnastikhose oder Gymnastikanzug, T-Shirt oder Sweat-Shirt und eventuell Socken. Achten Sie darauf, dass die Kleidung Sie nicht einengt (BH!).

➤ Je nach Übung brauchen Sie eine rutschfeste oder eine weiche Unterlage. Es empfiehlt sich auf jeden Fall die Anschaffung einer dünnen, rutschfesten Matte, die durch eine zusammengefaltete Decke oder eine richtige Yogamatte ergänzt werden kann. (Herstellernachweis siehe Seite 78).

➤ Für die Übungen im Sitzen (auf dem Boden) ist es angenehm, ein Meditationskissen oder -bänkchen zu haben. Entscheiden Sie sich für ein Bänkchen, wenn Sie Knieprobleme oder Durchblutungsstörungen in den Beinen haben (Krampfadern). Ein Sitzkissen sollte nicht zu hoch und nicht zu fest sein.

➤ Für die Entspannungsübung brauchen Sie eventuell ein flaches Kissen, um es unter den Kopf zu legen, und eine leichte Decke.

Die ganze Ausrüstung wird ungefähr 100 Euro kosten und Ihnen viele Jahre Freude bereiten.

Sinnvoll üben mit Buch und CD

Praktisch fürs Üben: Kopieren Sie die Übersichten von Seite 74/75 auf DIN-A3-Format und lassen Sie die Blätter laminieren. So haben Sie beim Üben ein ganzes Programm auf einen Blick.

Bevor Sie mit dem Üben beginnen, schauen Sie sich erst einmal in Ruhe die Übungskapitel an. Beim Üben lassen Sie sich dann von der CD anleiten. Im Buch finden Sie zusätzlich Anregungen, die Sie fürs Üben brauchen:

- Alternativen, wenn Ihnen eine Übung Mühe macht, und Ergänzungen, damit Ihnen die Übungen auf die Dauer nicht langweilig werden.
- Vorsichtsregeln zu den Haltungen und Bewegungsabläufen – damit sollten Sie sich unbedingt vertraut machen! Wenn etwas auf Sie zutrifft, seien Sie besonders achtsam. Machen Sie die Übung anfangs lieber etwas weniger lange oder intensiv, damit sie Ihnen nützt und nicht schadet.
- Was diese Übung bewirkt – auch diese Texte sollten Sie genau lesen. Versuchen Sie, während Sie üben, sich immer wieder daran zu erinnern – zum Beispiel: »Jetzt stärke ich mir gerade meinen Rücken.« Die Erinnerung an die positiven Wirkungen Ihres Tuns wird so zu einer Affirmation, die aus dem Unbewussten heraus die Wirkung verstärkt.

Kombinieren Sie die Übungsprogramme

Wenn Sie – in den Ferien oder am Wochenende – mehr Zeit zur Verfügung haben, dann können Sie die Programme miteinander verbinden, zum Beispiel vom Morgenprogramm erst den Kurs für Nacken und Rücken machen, dann den Kurs, um den Kreislauf in Schwung zu bringen, und dann die Herzmeditation. Oder Sie üben am Abend erst den Kurs, um zur Ruhe zu kommen, dann den Kurs, der nach vielem Sitzen und Stehen Ihrem Körper einen Ausgleich anbietet und schließlich die Entspannungsübung (plus eventuell die Herzmeditation).

Übungsdauer nach Bedarf

- ca. 15 Minuten: 1 Programm
- ca. 20 Minuten: 1 Programm plus Entspannung
- ca. 25 Minuten: 1 Programm plus Entspannung plus Herzmeditation
- ca. 30 Minuten: 2 Programme
- ca. 35 Minuten: 2 Programme plus Entspannung
- ca. 40 Minuten: 2 Programme plus Entspannung plus Herzmeditation

Leisten Sie sich von Zeit zu Zeit einen Lehrer

Bücher und CDs zum Üben sind wunderbar, denn sie machen uns unabhängig von festen Kurszeiten und Anfahrtswegen und ersparen uns die Kurskosten. Dennoch sollten Sie wenigstens von Zeit zu Zeit in den Unterricht eines versierten Yogalehrers gehen – in einen Gruppenkurs oder, besser noch, den Einzelunterricht. Wenn Sie immer nur allein üben, bekommen Sie nämlich kein Feedback. Niemand korrigiert Sie oder zeigt Ihnen, wie Sie – für sich persönlich – das Üben optimieren können. Deshalb schleichen sich fast unweigerlich nach einiger Zeit kleine Ungenauigkeiten und Fehler ein, die der vollen Entfaltung der positiven Wirkungen Ihres Übungsprogramms entgegenstehen können.
Außerdem wird ein Lehrer Abwechslung in seinen Unterricht bringen und die Haltungen und Bewegungen variieren oder austauschen, was Ihnen das Üben mit der CD nun mal nicht bieten kann. Üben in der Gruppe wird deshalb Anregung und Inspiration für Ihre eigene Übungspraxis sein.

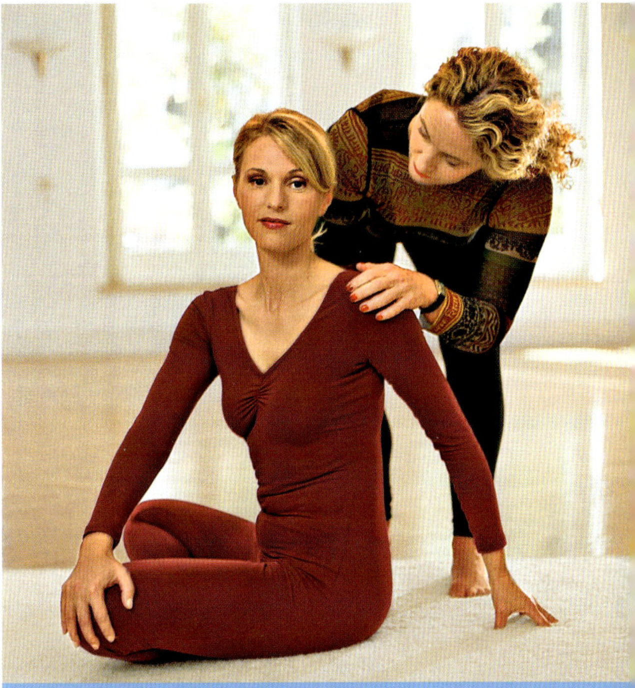

Ein Lehrer Ihres Vertrauens gibt Ihnen das notwendige Feedback, kann Sie korrigieren und damit Ihr Üben optimieren.

Ein Lehrer ist auch ein Ansprechpartner für Ihre Fragen.
Achten Sie darauf, dass Ihr Lehrer gut ausgebildet ist. Scheuen Sie sich nicht, nach seinen Qualifikationen zu fragen. International anerkannte Ausbildungen dauern etwa vier Jahre und beinhalten gute Kenntnisse in Anatomie. Achten Sie auf das Prädikat »YogalehrerIn BDY/EYU«. Diese Lehrer haben eine Anerkennung des Berufsverbands der Yogalehrenden Deutschlands (BDY) und der Europäischen Yogaunion (EYU).

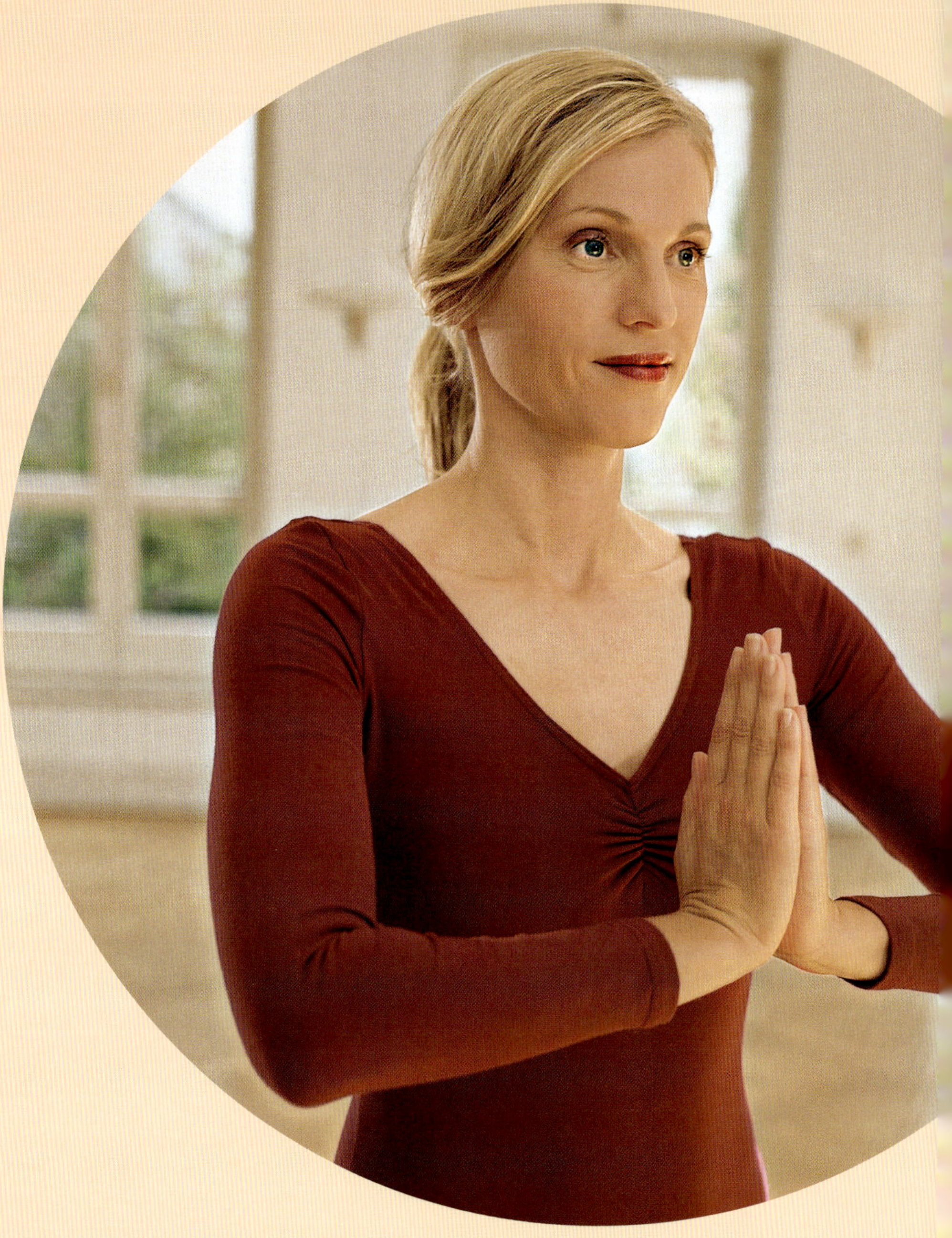

EINEN GUTEN START IN DEN TAG!

Kennen Sie das Gefühl: Sie stehen morgens auf und stellen fest, dass Ihr Nacken oder Rücken wehtun. Oder: Sie haben sich vorgenommen, voller Schwung in den Tag zu starten und ganz viel zu erledigen – nur leider ist im Verlauf der Nacht der Schwung auf der Strecke geblieben und Sie haben Mühe, in die Gänge zu kommen. Die Morgenprogramme helfen, den Tag energiegeladen und mit dem guten Gefühl zu beginnen: Ich habe schon etwas für mich getan!

Wenn Rücken und Nacken nach dem Aufstehen schmerzen

Wie kommt es dazu? Sicher, manchmal liegt es am Kopfkissen, das keinen Halt gibt, oder an der Matratze, von der Sie schon lange ahnen, dass Sie sie wechseln sollten. Aber dennoch passiert es, dass Sie sich von den besten Kissen und Matratzen erheben und verspannt sind und sich kaum bewegen können?

TIPP

➤ Um sich an eine morgendliche Übungspraxis zu gewöhnen, ist es sehr hilfreich, sich mit einer Freundin zu verabreden: Man ruft sich vor dem Üben kurz an und wünscht sich gegenseitig viel Spaß beim Yoga. Diese Strategie hat schon manchen inneren Schweinehund erfolgreich in die Flucht geschlagen ...

Tagsüber haben wir alles unter Kontrolle

Den ganzen Tag über haben Sie sich darauf konzentriert, Ihr Pensum zu schaffen und allen Anforderungen zu genügen. Es gab keinen Raum für die kleinen oder größeren »Zipperlein« und Kümmernisse. Deshalb haben Sie sie nicht beachtet und gewissermaßen weggesteckt. Dieses Unwohlsein, das Ruhebedürfnis, die Nervosität und all die Gefühle, die in Ihnen leben wollen, die Sie aber gerade nicht brauchen können, werden gewissermaßen im Körper eingesperrt. Um sie unter Kontrolle zu halten, erschaffen wir einen »Körperpanzer« und verhärten uns.

Im Schlaf geben wir die Kontrolle auf

Je mehr wir tagsüber wegstecken, desto mehr treibt es uns nachts um. Wir wälzen uns im Schlaf hin und her, knirschen mit den Zähnen, träumen intensiv und versuchen, den Tag zu verarbeiten. Denn die unterdrückten Gefühle fordern nun im Traum ihren Raum. So schlafen wir unruhig und fühlen uns oft am Morgen wie zerschlagen.

Die Muskeln, die den ganzen Tag auf die Wirbelgelenke drückten, lassen nachts endlich los, die Gelenke atmen schmerzend auf. Auch die angespannten und verengten Gefäße weiten sich wieder, was zu Kopfschmerzen oder sogar Migräne führen kann.

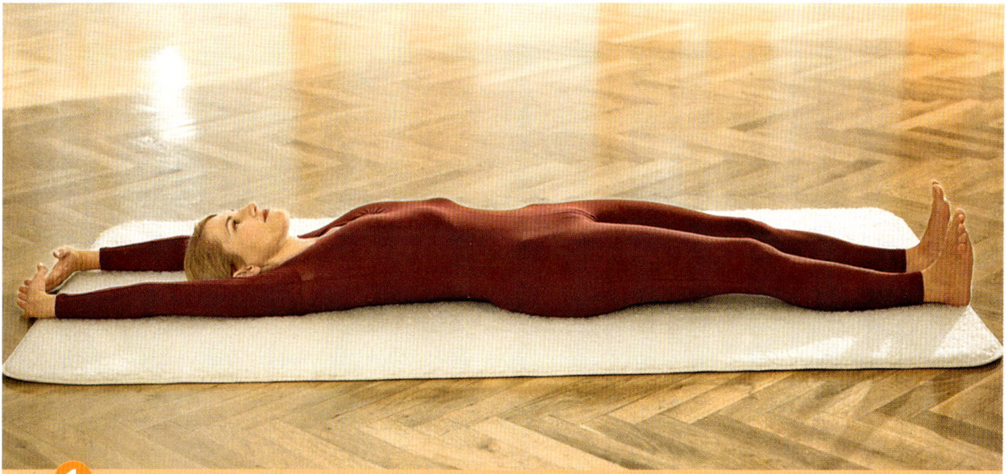

1

Strecken und Räkeln

Auf der CD
Track 2

Begrüßen Sie den Tag, indem Sie sich auf Ihrer Yogamatte erstmal dehnen und räkeln. Stellen Sie sich dabei vor, dass die nächtlichen Schatten einfach von Ihnen abfallen …

So üben Sie richtig

- Legen Sie sich auf den Rücken und achten Sie darauf, dass Sie ausreichend Platz um sich herum haben.
- Strecken Sie die Arme nach hinten in der Verlängerung des Körpers aus, dehnen Sie sich über die Fersen weit in den Raum hinein und werden Sie ganz lang. 1
- Dann räkeln Sie sich wohlig wie eine Katze, die sich auf dem Rücken hin und her rollt. Lassen Sie Atem und Stimme frei und machen Sie alle Geräusche, die Ihnen beim Räkeln kommen. Wenn Sie gähnen, öffnen Sie weit den Mund. Geben Sie mit jedem Gähnen Spannung und Müdigkeit ab.
- Fahren Sie damit fort, bis Sie spüren, dass Sie genug haben, und spüren Sie einen Moment nach.

WAS DIESE ÜBUNG BEWIRKT

- Kaum etwas löst besser Spannung, vertreibt Müdigkeit und stimmt Körper und Nervensystem auf kommende Aktivitäten ein. Dehnen Sie sich, wann immer Sie im Laufe des Tages dazu eine Möglichkeit sehen, und seien Sie dabei so frei und ungehemmt wie möglich!

Auf der CD
Track 3

Die Schulterbrücke – sanfte Dehnung für Wirbelsäule und Nacken

WAS DIESE ÜBUNG BEWIRKT

- Effektive Dehnung der verkürzten und verspannten Nacken- und Schultermuskulatur.
- Anregung von Atmung und Kreislauf.

Worauf Sie besonders achten sollten
Wenn Sie Ihre Arme nicht gestreckt zum Boden bringen, dann beugen Sie sie leicht an. Achten Sie darauf, dass in der Schulterbrücke die Fußsohlen den Bodenkontakt bewahren.

- Stellen Sie in der Rückenlage die Beine angebeugt auf. Achten Sie darauf, dass die Füße hüftgelenkbreit voneinander entfernt und parallel zueinander stehen. Sie stehen so dicht am Gesäß, dass die Unterschenkel ungefähr senkrecht sind. (1)
- Heben Sie einatmend das Becken und den Rücken, und führen Sie gleichzeitig die Arme über oben nach hinten. Legen Sie sie, wenn möglich, auf dem Boden ab. (2) Bewegen Sie die Arme, als würden Sie sich weiter dehnen und räkeln. So wird Ihr Atem weit und frei.
- Dehnen Sie sich weit über die Fingerspitzen in den Raum hinter Ihnen und bleiben Sie in dieser Dehnung, wenn Sie Rücken und Becken ausatmend langsam zum Boden zurücklegen. (3)
- Atmen Sie ein und dehnen Sie sich noch etwas mehr nach hinten.
- Führen Sie ausatmend die – noch immer gedehnten – Arme zurück neben den Körper, so dass Sie sich wieder in der Ausgangssituation befinden. (4)
- Wiederholen Sie diesen kleinen Bewegungsablauf im Rhythmus Ihres Atems.
- Beobachten Sie, wie Nacken und Wirbelsäule sanft und doch nachdrücklich gedehnt werden, wenn Sie beim Ablegen die

Arme in die Gegenrichtung ziehen. Schmerzen und Anspannung lösen sich auf.

- Je nachdem, wie viel Zeit Ihnen zur Verfügung steht, können Sie diesen Bewegungsablauf beliebig oft wiederholen.
- Spüren Sie anschließend nach, und rollen Sie Ihren Kopf einige Male sanft nach links und rechts.

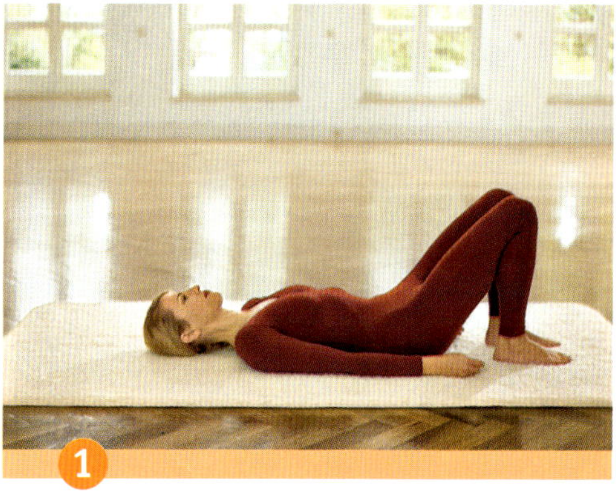
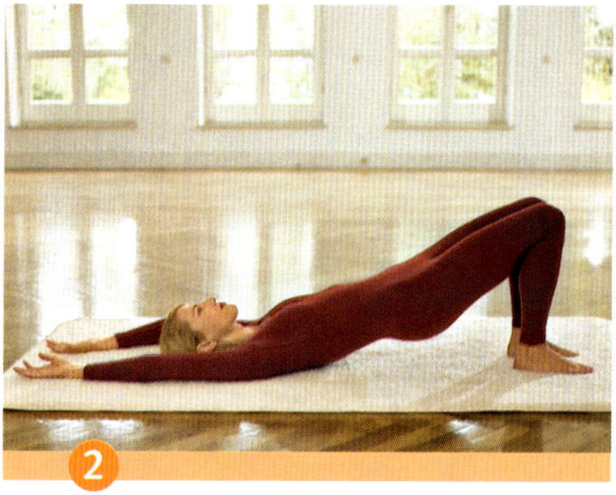
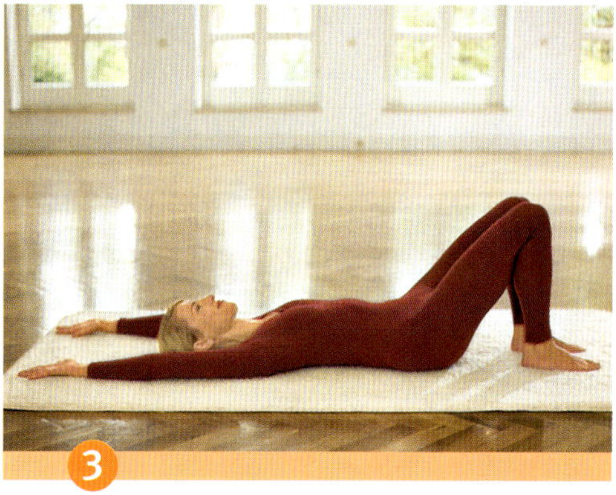
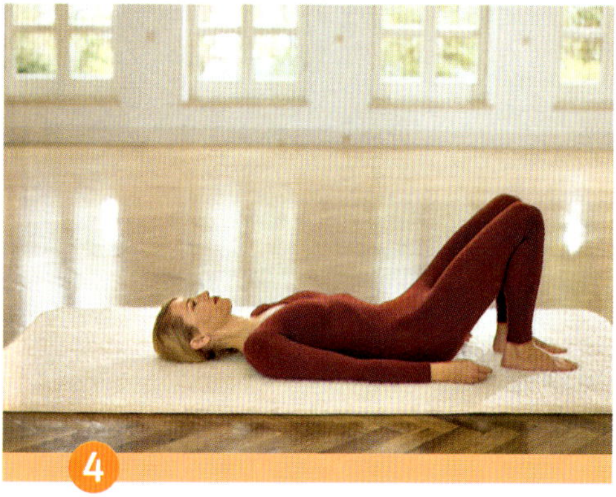

Auf der CD
Track 4

Den Nacken entspannen

Es ist möglich, dass die Dehnung zuerst etwas schmerzt. Entspannen Sie ruhig atmend in diesen Dehnungsschmerz hinein.

WAS DIESE ÜBUNG BEWIRKT

- Dehnung der verkürzten und verkrampften Nackenmuskulatur bis in den oberen Rücken.
- Verbesserte Durchblutung des Nackens, Mobilisierung der Halswirbelsäule.
- Entspannung des Kehlraums und des Mundbodens.

- Kommen Sie in einen bequemen und aufrechten Sitz Ihrer Wahl. Werden Sie sich Ihrer senkrechten Körperachse bewusst, und wachsen Sie aus ihr heraus nach oben.
- Lassen Sie den Kopf ausatmend nach vorn und unten sinken. Entspannen Sie in die Dehnung. 1
- Heben Sie einatmend behutsam den Kopf und lassen Sie ihn sacht in den Nacken sinken. Öffnen Sie etwas den Mund. 2
- Fahren Sie mit dieser Bewegung einige Male im Rhythmus Ihres Atems fort. Halten Sie Brust und Rumpf ganz ruhig, damit Sie wirklich den Nacken – und nicht die Brustwirbelsäule – dehnen.
- Lassen Sie nun den Kopf in der Vorbeuge und bewegen Sie ihn vorsichtig wie ein Pendel einige Male nach links und rechts. 3

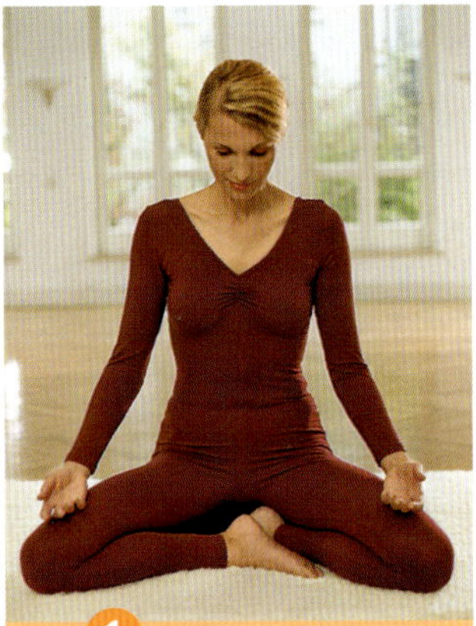
1

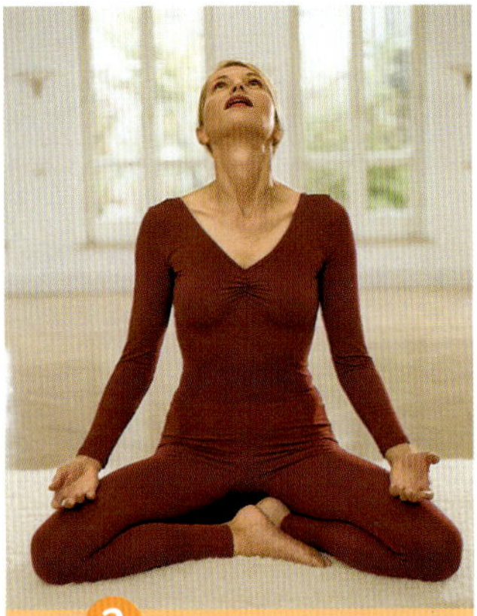
2

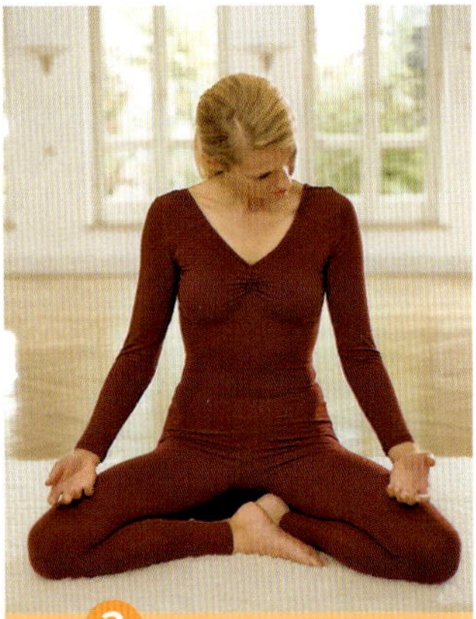
3

- Entspannen Sie mehr und mehr in die Dehnung. Wenn ein Stöhnen das Loslassen unterstützt, lassen Sie ihm freien Lauf.
- Lassen Sie den Kopf wieder zur Ruhe kommen. Richten Sie ihn behutsam auf, und spüren Sie einen Augenblick nach.

Bis in die Schultern hinein dehnen

Auf der CD
Track 5

- Wenden Sie nun den Kopf so weit es geht zur Seite, ohne dass der Schultergürtel oder Brustkorb mitdrehen (um etwa 60°). 4
- Führen Sie den Kopf zur Mitte zurück und drehen Sie ihn zur anderen Seite. 5 Zu welcher Seite geht es leichter?
- Probieren Sie aus, was Ihnen beim Wenden des Kopfes leichter fällt: das Einatmen oder das Ausatmen.
- Fahren Sie fort im Rhythmus Ihres Atems und beobachten Sie, wie sich dabei mehr und mehr die Spannung löst, die an den Seiten des Nackens bis hinein in die Schultern zieht.
- Lassen Sie den Kopf in der Mitte ruhen, und spüren Sie nach.

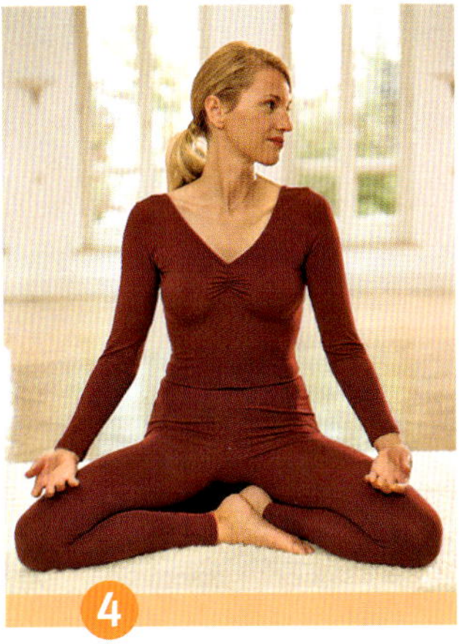
4

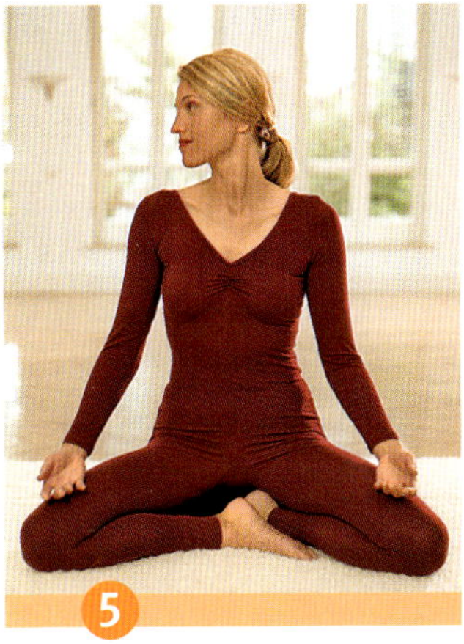
5

WAS DIESE ÜBUNG BEWIRKT

- Dehnung der verhärteten Muskulatur an den Seiten des Nackens, die sich in die Schultern hinein fortsetzt.
- Entlastung der Halswirbelsäule, verbesserte Durchblutung des ganzen Halses.
- Gut gegen Spannungskopfschmerzen.

Auf der CD
Track 6

Die Katze-Dehnung

Bewegen Sie sich in der folgenden Übung wohlig wie eine Katze, die sich nach dem Schlaf aufrichtet und dehnt …

Worauf Sie besonders achten sollten
Wenn Sie mit dem Vierfüßlerstand Mühe haben, zum Beispiel wegen einer Sehnenscheidenentzündung, eines Carpaltunnelsyndroms oder Ähnlichem, dann stützen Sie sich stattdessen auf den Unterarmen ab (Unterarmstand).

WAS DIESE ÜBUNG BEWIRKT

- Aktivierung der gesamten Wirbelsäule, Entspannung verkürzter Rücken- und Nackenmuskeln.
- Bessere Durchblutung des Rückens und Nackens.
- Anregung der Verdauung durch das Einziehen des Bauches, Vertiefung der Atmung.

- Kommen Sie in den Vierfüßlerstand. Stellen Sie Ihre Knie direkt unter die Hüftgelenke und die Handgelenke direkt unter die Schultergelenke, so dass Arme und Beine senkrecht und parallel stehen.
- Senken Sie ausatmend den Kopf, bis Sie eine deutliche Dehnung im Nacken und oberen Rücken spüren.
- Runden Sie – noch immer ausatmend – den Rücken nach oben in einen imposanten Katzenbuckel, und zwar besonders im unteren Rücken. (1)
- Ziehen Sie am Ende der Ausatmung den Bauch nach oben zur Wirbelsäule und stellen Sie sich vor, dass Sie Ihren Katzenschwanz (das Steißbein) zwischen die Beine ziehen, so dass sich das Becken ganz einrollt.
- Heben Sie einatmend das Becken (»stellen Sie den Katzenschwanz auf«), lassen Sie die Wirbelsäule nach unten sinken in eine tiefe Wölbung und heben Sie behutsam den Kopf. Der Nacken bleibt lang! (2)
- Streben Sie weit mit dem Brustbein nach vorn und oben und mit den Schultern nach hinten und unten.

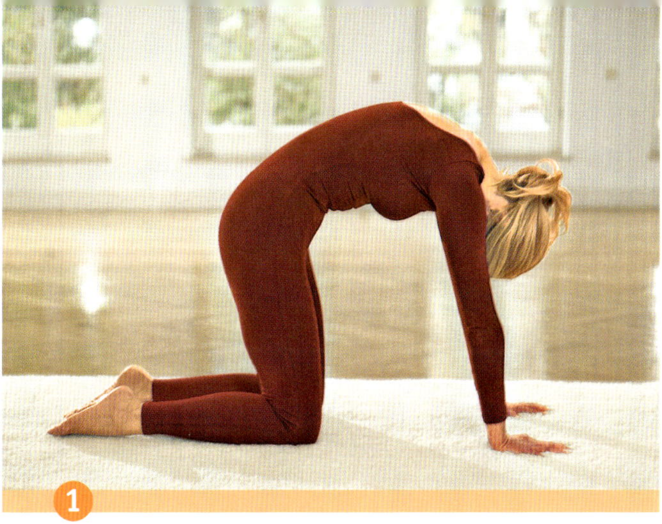

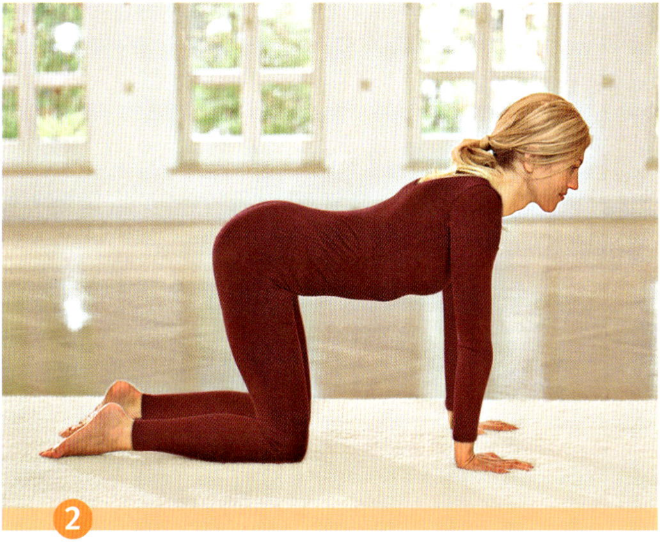

TIPP

➤ Wenn Sie druckempfindliche Knie oder Fußrücken haben, dann legen Sie sich eine zusammengefaltete Decke unter die Beine.

➤ Fahren Sie mit dieser Bewegung im Rhythmus Ihres Atems fort: Ausatmend gehen Sie in den Katzenbuckel, einatmend in die Gegenhaltung. Lassen Sie eine fließende Bewegung entstehen und wiederholen Sie sie einige Male.

Auf der CD
Track 7

Bewegungsablauf für den Rücken

Worauf Sie besonders achten sollten

Wenn Sie sich morgens sehr steif fühlen oder der Rücken richtig schmerzt, dann bewegen Sie sich zuerst ganz langsam und vorsichtig – aber bewegen Sie sich! Dasselbe gilt für steife oder schmerzende Knie.

WAS DIESE ÜBUNG BEWIRKT

- Aktivierung der Gelenke Ihrer Wirbelsäule, der Schultern, Hände, Hüften, Zehen und Knie.
- Wenn Sie das Tempo der Bewegung etwas erhöhen, wird außerdem Ihr Atem intensiv angeregt, und Sie werden sich hinterher wach, warm und durchströmt fühlen.

- Kommen Sie in den Fersensitz. Stellen Sie die Hände vor den Knien auf und heben Sie den Brustkorb weit nach vorn und oben. Legen Sie dann den Bauch auf die Oberschenkel und den Kopf auf den Boden. Strecken Sie die Arme weit nach vorn. Atmen Sie aus. 1
- Strecken Sie einatmend die obere Wirbelsäule. Heben Sie den Brustkorb und den Kopf mit langem Nacken. 2
- Kommen Sie ausatmend hoch in den Vierfüßlerstand und machen Sie einen Katzenbuckel. 3
- Heben Sie einatmend Becken, Brustkorb und Kopf, so dass der Rücken in der Mitte nach unten sinkt. Werden Sie weit im Brustraum, und stellen Sie die Zehen auf. 4
- Schieben Sie sich ausatmend nach hinten und oben in die Haltung des Hundes, der sich dehnt. Lassen Sie die Knie etwas angebeugt, damit der Rücken lang werden kann. 5
- Bringen Sie behutsam die Knie zurück zum Boden und legen Sie die Fußrücken auf. Heben Sie den Brustkorb und atmen Sie ein. 6
- Lassen Sie ausatmend das Gesäß zu den Fersen und die Stirn zum Boden sinken – zurück in die Ausgangshaltung. 1
- Wiederholen Sie diesen Bewegungsablauf einige Male.

TIPP

- Lassen Sie Ihren Atem ruhig weiterströmen, bis Ihnen der Bewegungsablauf vertraut ist. Erst dann verbinden Sie Atem und Bewegung, wie in der Anleitung beschrieben.

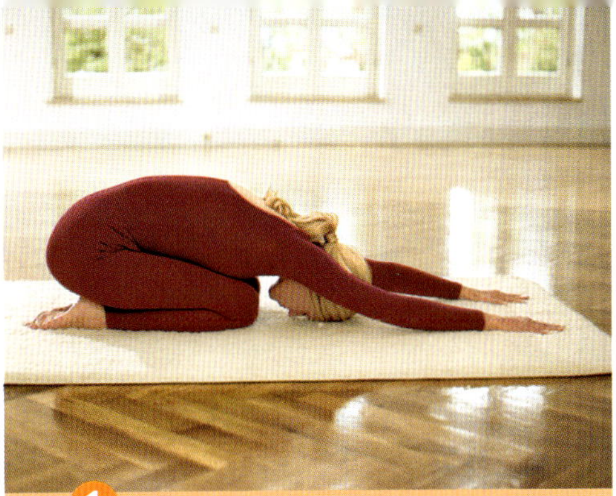
1

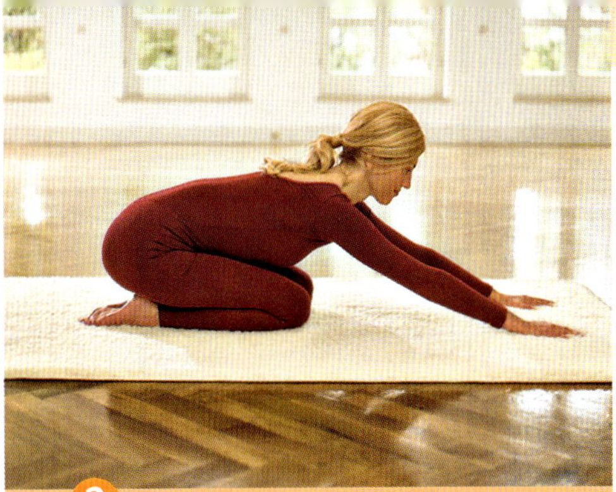
2

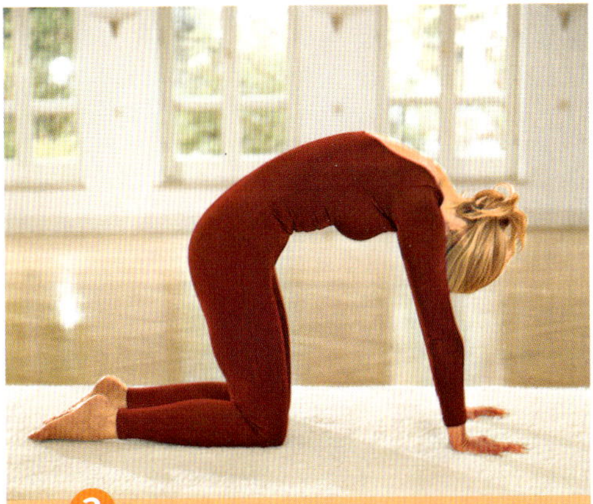
3

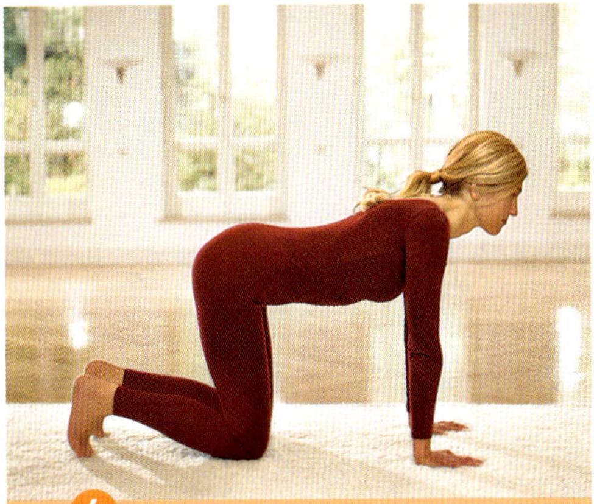
4

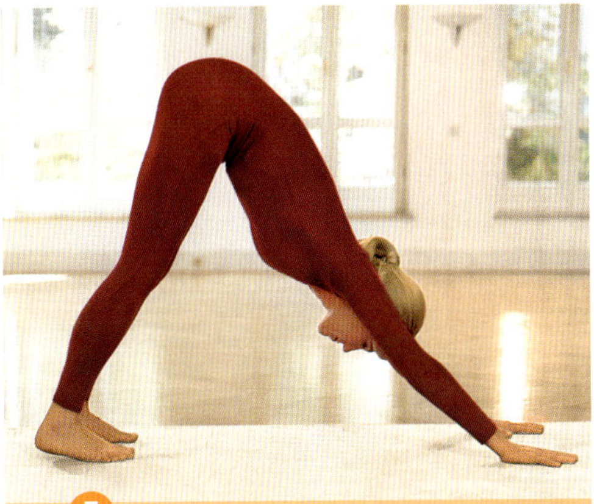
5

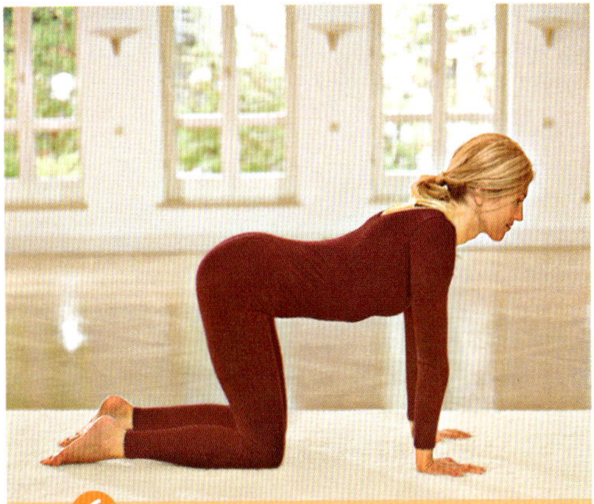
6

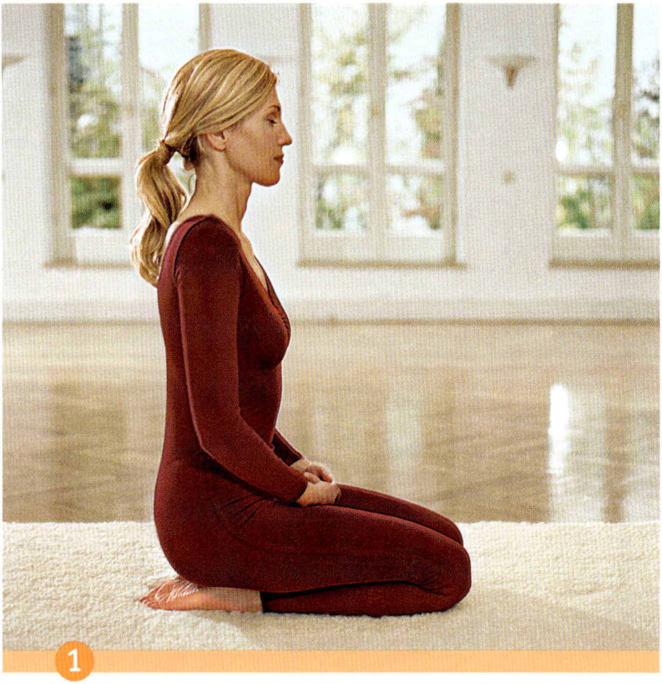

WAS DIESE ÜBUNG BEWIRKT

- Indem Sie nachspüren, verbinden Sie sich bewusst mit den Wirkungen der Übungen und lernen zu beobachten, was sie Ihnen Gutes tun.

Nachspüren

- Kommen Sie in einen aufrechten und bequemen Sitz Ihrer Wahl, und schließen Sie die Augen. 1
- Werden Sie sich bewusst, wie Sie sich jetzt – nach dem Üben – wahrnehmen. Wie haben sich die verschiedenen Bewegungen und Dehnungen auf Ihren Nacken und Rücken ausgewirkt? Sind sie besser durchblutet und weniger angespannt?
- Prägen Sie sich alle positiven Wirkungen des Übens – auch wenn sie zu Beginn noch kaum wahrnehmbar sind – gut ein. Damit helfen Sie Ihrer Motivation, wenn Sie eines kommenden Morgens in Ihrem Bett liegen und sich entscheiden sollen, ob Sie jetzt aufstehen, um zu üben, oder sich noch mal für eine Viertelstunde umdrehen. Je besser sich Ihr Körper merken kann, dass das Üben gut tut, desto leichter fällt das Aufstehen.

Schwungvoll in den Tag starten

Es gibt vielerlei Gründe, am Morgen nicht so richtig in die Gänge zu kommen. Manche Menschen sind einfach eher der Konstitutionstyp »Eule«, das heißt: morgens sind sie müde und spätabends noch munter. Andere haben Schlafprobleme aus unterschiedlichsten Gründen und kommen kaum hoch. Oder sie müssen aus beruflichen Gründen in aller Frühe raus oder weil die Kinder zur Schule müssen.

Wenn Sie wissen, dass Sie nicht gerade zu den »Lerchen« zählen, kommt es wahrscheinlich immer wieder vor, dass Sie sich den halben Tag damit herumquälen, endlich wach zu werden und voll da zu sein. In einem solchen Zustand können Kaffee oder Tee nur sehr bedingt helfen, denn das Einzige, was diese so genannten Muntermacher wirklich bewirken, ist ein leichtes Anheben des Kreislaufs durch die heiße Flüssigkeit! Erinnern Sie sich nur an das letzte »Nach-Kaffee-Tief«, das sich ungefähr eine Stunde nach dem Frühstück einzustellen pflegt.

TIPP

➤ Sie brauchen für alle Übungen eine rutschfeste Matte und eventuell ein flaches Kissen für die Knie.

Bewegung schlägt Kaffee um Längen ...

Viel wirksamer für den Kreislauf ist Bewegung. Sie regt Atmung und Durchblutung an und polt unseren gesamten Organismus auf Aktivität um. Kraftvolle und dynamische Bewegungen wirken direkt stimulierend auf das Nervensystem und damit auf Herz und Kreislauf. Diese Anregung hält viel länger vor. Regelmäßiges »In-Schwung-bringen« führt außerdem dazu, dass sich der Kreislauf stabilisiert, so dass Sie es morgens einfach leichter haben. Sie müssen sich nur überwinden, noch etwas früher aufzustehen. Aber machen die 20 Minuten wirklich so viel aus? Versuchen Sie es doch mal ...

Auf der CD
Track 8

WAS DIESE ÜBUNG BEWIRKT

- Dehnen macht wach und stimmt unseren Organismus darauf ein, dass die Zeit des Ruhens vorbei und jetzt Bewegung angesagt ist.

Strecken und Räkeln im Stand

- Stellen Sie sich auf Ihre rutschfeste Matte. Die Füße stehen parallel zueinander und hüftgelenkbreit voneinander entfernt.
- Heben Sie beide Arme in die Waagerechte und schieben Sie sie etwas nach hinten, bevor Sie sie in die Senkrechte heben.
- Drücken Sie kräftig mit den Fersen gegen den Boden und dehnen Sie sich von Körpermitte ausgehend weit nach oben.
- Räkeln Sie sich auch zu den Seiten, drehen Sie Ihren Rumpf, und machen Sie dazu alle Geräusche, die Ihnen einfallen.
- Wenn Sie gähnen müssen, reißen Sie den Mund ganz weit auf. Gähnen Sie wie eine Tigerin oder ein Löwe.
- Wenn Sie es angenehm finden, sich auch in der Vorbeuge zu dehnen, dann neigen Sie sich langsam vor. Lassen Sie Ihre Knie leicht angewinkelt, um den unteren Rücken zu entlasten.
- Wenn Sie mögen, schütteln Sie sich am Ende des Dehnens im Stand kurz durch oder hüpfen einige Male auf der Stelle und lassen alle Last und Müdigkeit der Nacht von sich abfallen.

Worauf Sie besonders achten sollten

Wenn Ihnen beim Dehnen im Stand manchmal plötzlich schwindlig wird, dann achten Sie darauf, nicht zu schnell aufzustehen – Ihr Kreislauf kommt nämlich nicht ganz mit und das bewirkt den Schwindel. Vermeiden Sie außerdem, beim Dehnen den Kopf in den Nacken sinken zu lassen oder sich weit nach hinten zu beugen. Vergessen Sie während des Dehnens das Atmen nicht, denn manchmal kommt der Schwindel auch daher, dass man die ganze Zeit die Luft angehalten hat. Taucht das Schwindelgefühl trotz aller Vorsicht immer wieder auf, dann fragen Sie einen Arzt!

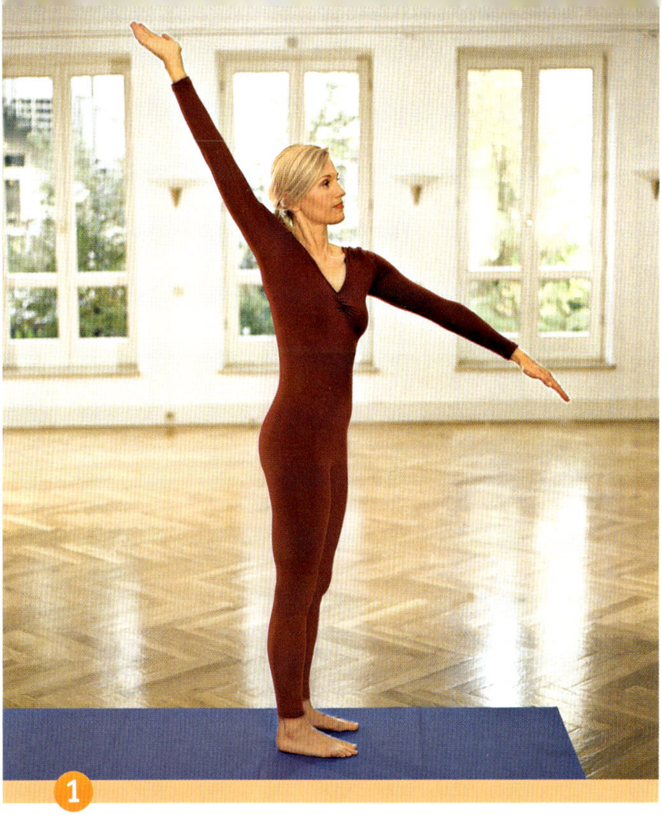

Rückenkraulen

➤ Achten Sie darauf, dass Sie um sich herum ausreichend Platz für die Arme haben.

➤ Heben Sie den rechten Arm in die Senkrechte und dehnen Sie sich über die Fingerspitzen nach oben. Über die Fingerspitzen der linken Hand dehnen Sie sich nach unten.

➤ Führen Sie den rechten Arm gedehnt über hinten nach unten und den linken gedehnt über vorn nach oben. 1

➤ Fahren Sie fort mit dieser Bewegung, die an das Rückenkraulen erinnert. Beginnen Sie langsam und werden Sie allmählich immer schneller. Achten Sie darauf, dass Ihr Brustkorb mit in die Bewegung geht, das Becken jedoch eher still bleibt. Beobachten Sie, wie sich Ihr Atem vertieft.

➤ Spüren Sie anschließend im Stand nach.

Auf der CD
Track 9

WAS DIESE ÜBUNG BEWIRKT

- Bringt Bewegung und Leben in den Brustraum, den Schultergürtel und die Arme.
- Regt intensiv die Atmung und den Kreislauf an, erwärmt und belebt nachhaltig.
- Durch die Drehbewegung wird der Brustkorb langfristig wieder flexibel, so dass sich das Atemvolumen anhaltend verbessern kann.

TIPP

➤ Achten Sie darauf, dass Ihre Füße ganz fest auf dem Boden verankert bleiben. Üben Sie deswegen am besten barfuß auf einer rutschfesten Matte.

Auf der CD
Track 10

Der Sonnengruß – für Einsteiger und Frühaufsteher

Der Sonnengruß wird in den verschiedenen Yogatraditionen in vielen Varianten geübt. Diese Version ist das Richtige, wenn Sie morgens noch etwas steif sind.

WAS DIESE ÜBUNG BEWIRKT

- Intensive Dehnung der Vorder- und Rückseite des Körpers.
- Aktivierung aller großen Gelenke des Körpers, insbesondere der Wirbel-, Hüft- und Schultergelenke.
- Anregung von Atmung, Kreislauf und Verdauung und damit allgemein belebend.
- Durch die Synchronisation von Atem und Bewegung ist der Sonnengruß zudem eine sehr gute Konzentrationsübung.

Worauf Sie besonders achten sollten

Üben Sie sehr achtsam und langsam, wenn Ihr Rücken angespannt ist oder schmerzt.

Üben Sie den Sonnengruß gar nicht bei akuten Rückenproblemen (Hexenschuss, Ischialgie, Bandscheibenvorfall) oder Entzündungen im Bauchraum.

TIPP

➤ Beginnen Sie diesen Bewegungsablauf immer langsam und werden Sie erst nach und nach schneller. Je schneller Sie üben, desto anregender wirkt der Sonnengruß.

Die Atemführung beim Sonnengruß

Machen Sie sich zuerst mit dem Bewegungsablauf vertraut, ohne auf die Atemführung zu achten. Lassen Sie den Atem vielmehr einfach weiter fließen, das heißt, achten Sie darauf, ihn zu keinem Zeitpunkt anzuhalten.

Wenn Ihnen der Bewegungsablauf so vertraut ist, dass Sie das Tempo der Ausführung variieren können, dann nehmen Sie die Atemführung hinzu. Lassen Sie dabei Ihren Atem das Tempo der Bewegung bestimmen – sonst werden Sie schnell atemlos. Im Laufe der Übungspraxis, nämlich dann, wenn sie beginnt mühelos zu werden, wird Ihr Atem immer ruhiger werden. Sollten Sie merken, dass Sie manche Bewegungen – entgegen den Angaben – lieber ausatmend statt einatmend (beziehungsweise einatmend statt ausatmend) machen wollen, dann nehmen Sie sich diese Freiheit. Hauptsache, Ihr Atem fließt!

Was es mit dem Beckenboden auf sich hat

Im Sonnengebet und in einigen anderen Übungsanleitungen finden Sie den Hinweis, dass Sie die Muskeln des Beckenbodens oder die Schließmuskeln des Afters kontrahieren (zusammenziehen) sollen, zum Beispiel, wenn Sie im Stand die Arme heben und sich nach hinten beugen. Warum ist diese Kontraktion wichtig?

Der Beckenboden besteht aus verschiedenen Muskelschichten, die die untere Beckenöffnung verschließen. Die innerste Schicht des Beckenbodens bildet mit einigen anderen Muskeln eine Schale, die passgenau in den unteren Teil der knöchernen Beckens eingefügt ist. Um dieser »Muskelschale« zusätzlich Halt zu geben, liegen darunter noch zwei Muskelschichten über Kreuz. Einige dieser Muskeln sind am Steißbein und Kreuzbein angeheftet.

Wenn Sie den Schließmuskel des Afters – der ein Teil des Beckenbodens ist – kontrahieren, ziehen Sie Steißbein und Kreuzbein nach unten und innen. Dadurch verlängert sich Ihr unterer Rücken, so dass er besonders in den Rückbeugen nicht »zusammengestaucht« wird. Sie vermeiden mit einem aktiven Beckenboden unnötige Belastungen im unteren Rücken.

Reine Übungssache

Der Beckenboden ist für die meisten Menschen ein »weißer Fleck« auf der Landkarte ihres Körpers. Es ist deswegen normal, dass er nicht gleich zu spüren ist und dass Sie Zeit brauchen, um herauszufinden, wie Sie diese Muskeln benutzen können. Bleiben Sie geduldig mit sich und stellen Sie sich immer wieder vor, dass er aus Muskeln besteht – Muskeln, die man anspannen und entspannen kann wie die anderen Muskeln des Körpers auch.

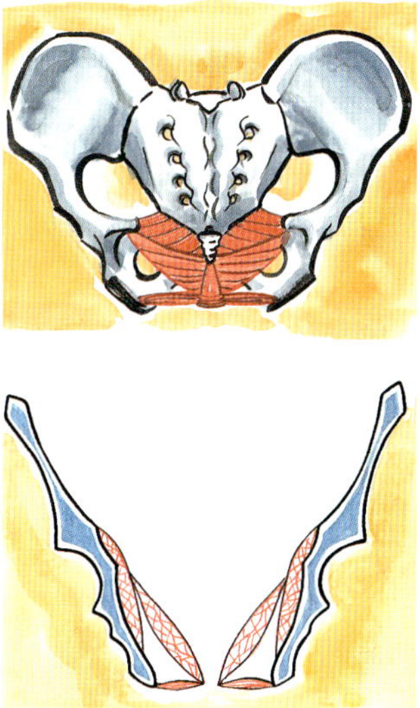

Die Muskeln des Beckenbodens bilden eine Schale im knöchernen Becken.

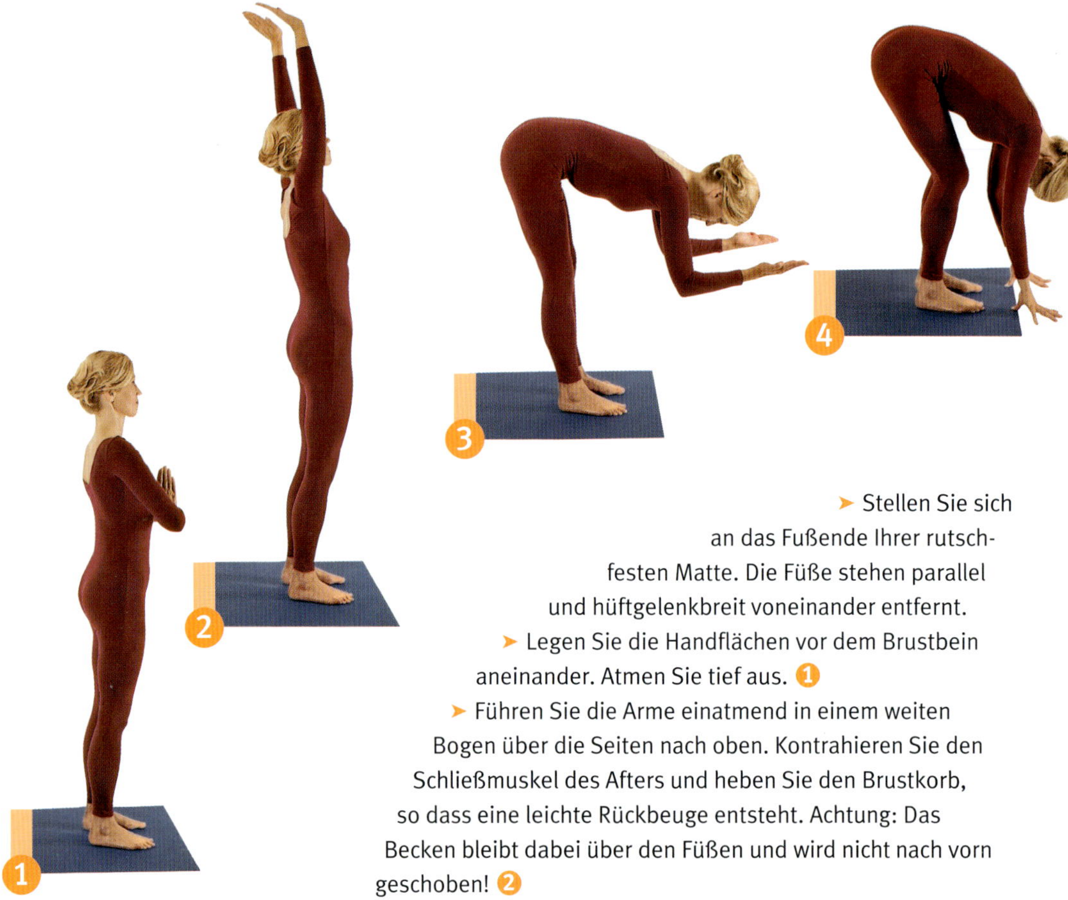

➤ Stellen Sie sich an das Fußende Ihrer rutschfesten Matte. Die Füße stehen parallel und hüftgelenkbreit voneinander entfernt.

➤ Legen Sie die Handflächen vor dem Brustbein aneinander. Atmen Sie tief aus. ❶

➤ Führen Sie die Arme einatmend in einem weiten Bogen über die Seiten nach oben. Kontrahieren Sie den Schließmuskel des Afters und heben Sie den Brustkorb, so dass eine leichte Rückbeuge entsteht. Achtung: Das Becken bleibt dabei über den Füßen und wird nicht nach vorn geschoben! ❷

➤ Schieben Sie das Becken nach hinten, winkeln Sie die Arme leicht an und kommen Sie ausatmend in die Rumpfbeuge. Beugen Sie die Beine so weit an, bis Ihr Bauch Kontakt zu den Oberschenkeln bekommt. ❸

➤ Stellen Sie die Fingerkuppen vor den Füßen auf. ❹

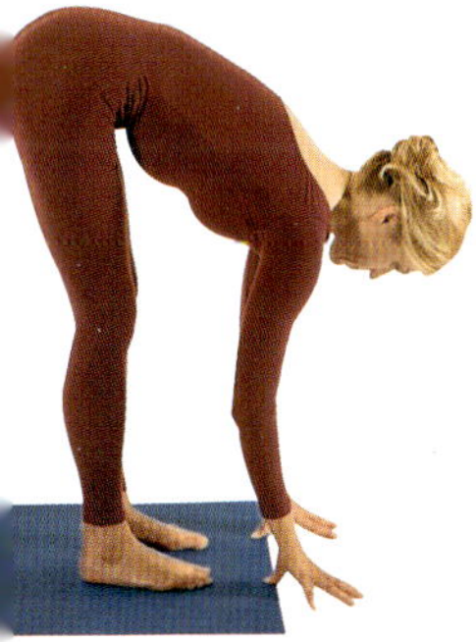

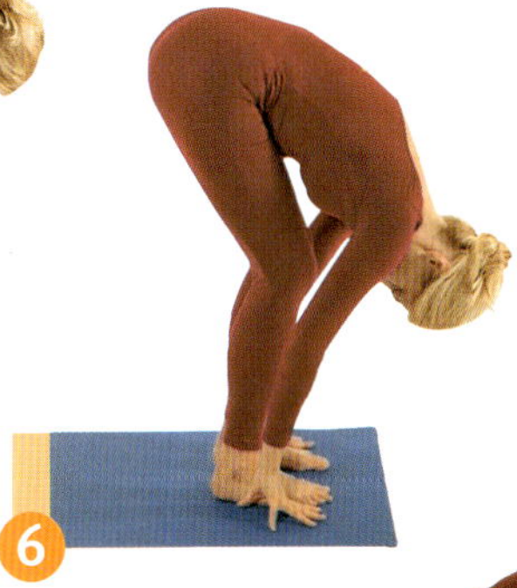

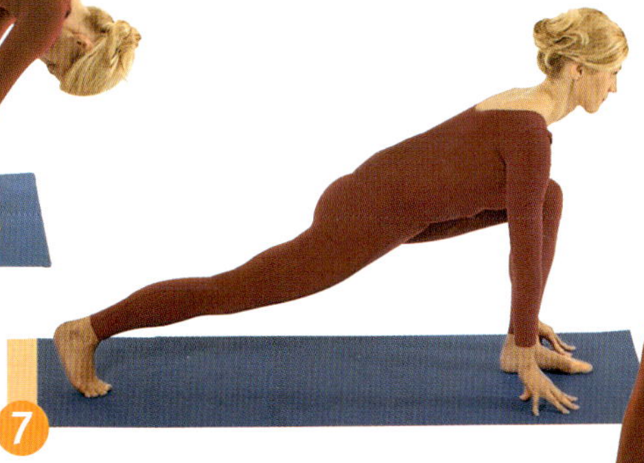

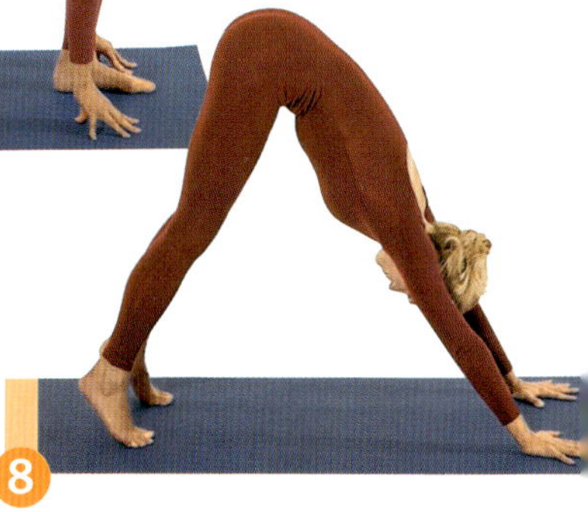

➤ Strecken Sie einatmend die Wirbelsäule, heben Sie den Brustkorb und den Kopf mit langem Nacken. 5

➤ Lassen Sie ausatmend den Oberkörper wieder sinken, und dehnen Sie sich über die Rückseiten der Beine nach oben.

➤ Stellen Sie die Fingerkuppen neben den Füßen auf. 6

➤ Machen Sie mit dem rechten Bein einen großen Schritt nach hinten, so dass es ganz gestreckt ist. Ohne dass die Finger den Boden verlassen (!), heben Sie Brustkorb und Kopf und atmen ein. 7

➤ Stellen Sie den linken Fuß neben den rechten, schieben Sie sich ausatmend kräftig nach oben und hinten und kommen Sie so in die Haltung des Hundes. Halten Sie die Ohren in Höhe der Oberarme. Atmen Sie ein. 8

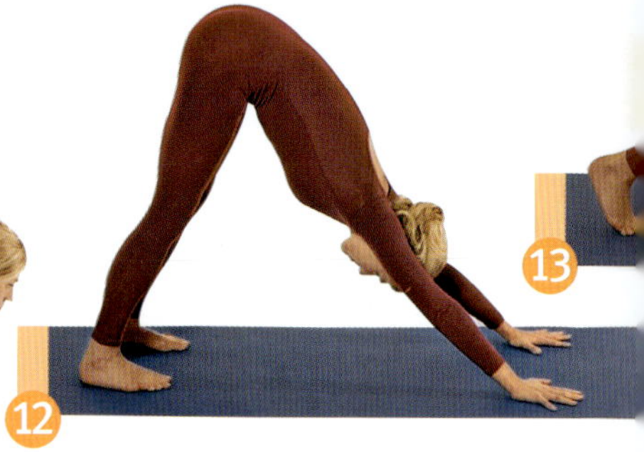

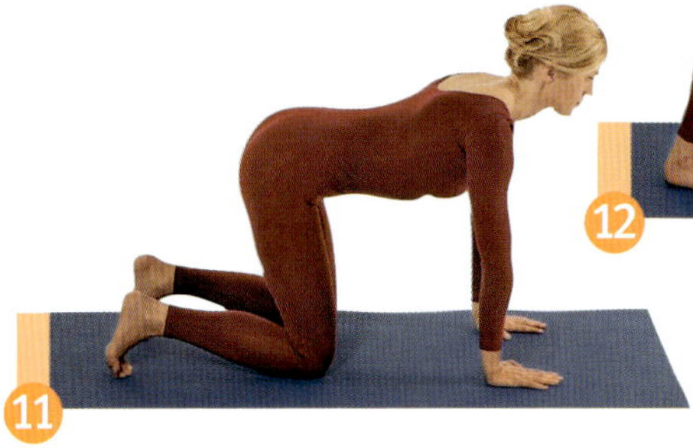

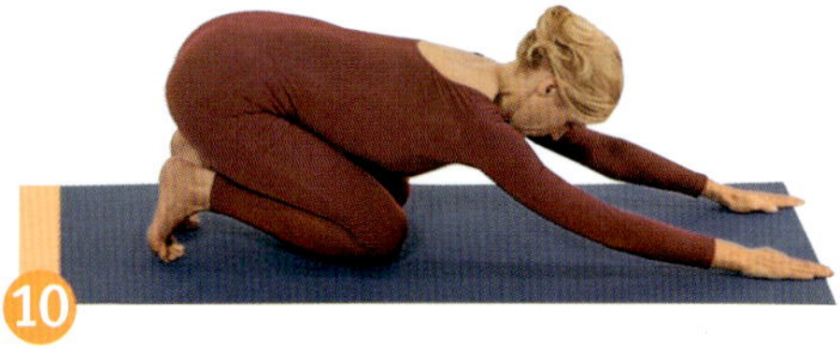

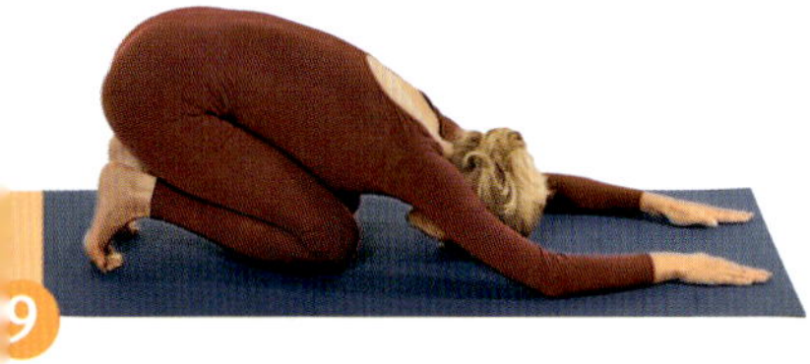

- Beugen Sie die Beine, bringen Sie ausatmend behutsam die Knie zum Boden, lassen Sie das Gesäß zu den Fersen und die Stirn zum Boden sinken. Die Zehen bleiben aufgestellt! 9
- Strecken Sie einatmend die Wirbelsäule. Heben Sie den Brustkorb weit nach vorn und oben und atmen Sie ein. Achten Sie auf einen langen Nacken. 10
- Lassen Sie den Kopf wieder sinken. Kommen Sie nach vorn und oben in den Vierfüßlerstand. 11
- Schieben Sie sich dann ausatmend wieder nach oben und hinten in die Haltung des Hundes, der sich dehnt. 12
- Schwingen Sie Ihren rechten Fuß weit nach vorn bis zwischen die Hände (eventuell mit kleinen Zwischenschritten), und heben Sie einatmend Brustkorb und Kopf, ohne dass die Finger den Boden verlassen. 13

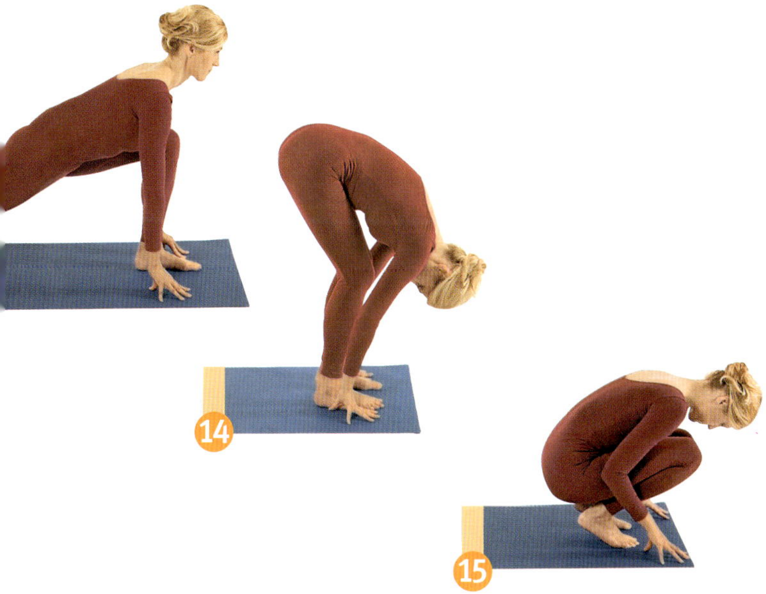

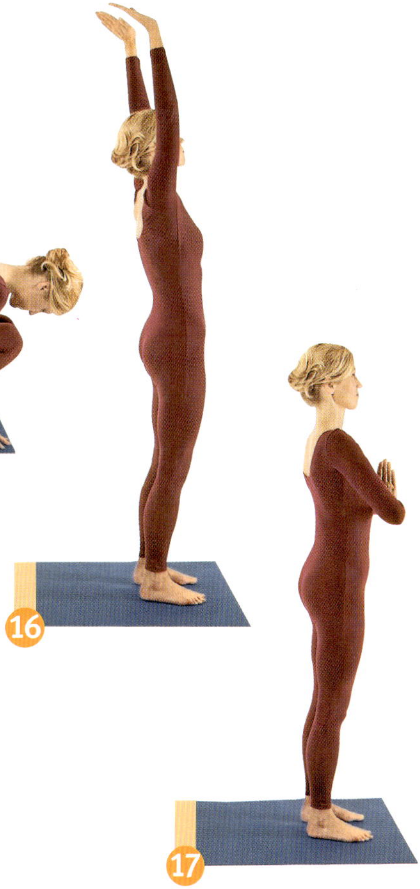

➤ Stellen Sie den linken Fuß neben den rechten, und kommen Sie ausatmend in die Vorbeuge mit leicht angewinkelten Beinen. Atmen Sie ein. 14

➤ Beugen Sie ausatmend die Beine ganz an, so dass Sie in die Hocke kommen. 15

➤ Richten Sie sich einatmend langsam auf und führen Sie die Arme über vorn nach oben. Kontrahieren Sie wieder den Schließmuskel des Afters, heben Sie den Brustkorb und deuten Sie eine Rückbeuge an. 16

➤ Lassen Sie ausatmend die Arme über die Seiten sinken und legen Sie die Handflächen vor der Brust aneinander. Sie sind wieder in der Ausgangshaltung. 17

➤ Wiederholen Sie – je nachdem, wie viel Zeit Sie haben – den Sonnengruß 4- bis 6-mal. Spüren Sie anschließend noch einen Moment im Stand nach.

Auf der CD
Track 11

WAS DIESE ÜBUNG BEWIRKT

- Die gesamte Muskulatur, die den Körper stabilisiert, wird gestärkt, besonders aber der Rückenstrecker. Auch die Beine werden gekräftigt.
- Atem und Kreislauf werden angeregt.
- Die Übung verbessert die Koordination und den Gleichgewichtssinn, und zwar besonders, wenn Sie etwas wackeln müssen. Unterdrücken Sie es deshalb auf keinen Fall!

Die Standwaage

- Stellen Sie sich auf die Mitte der Matte, die Füße dicht beieinander. Atmen Sie aus. 1
- Führen Sie einatmend die Arme über vorn nach oben. Spannen Sie dabei den Schließmuskel des Afters an, damit Sie nicht ins Hohlkreuz gehen (Seite 31). Verlagern Sie das Gewicht auf das rechte Bein, indem Sie das linke Bein gestreckt etwas nach hinten führen. 2
- Drücken Sie sich kräftig mit dem rechten Fuß vom Boden weg, bis sich beide Hüften wieder auf einer Höhe befinden, und strecken Sie sich in die Länge.
- Heben Sie ausatmend das linke Bein nach hinten, und senken Sie Rumpf und Arme nach vorn. 3 Achten Sie darauf, dass von der linken Ferse bis zu den Handrücken eine gerade Linie bestehen bleibt. Bewegen Sie sich nur so weit, wie Sie Rumpf und Bein »wie ein Brett« kippen können.
- Kehren Sie einatmend zurück in den Stand. Lassen Sie ausatmend die Arme über vorn nach unten sinken. 4
- Beginnen Sie den nächsten Durchlauf, indem Sie das Gewicht auf das linke Bein verlagern und das rechte Bein etwas heben.
- Wiederholen Sie diesen Bewegungsablauf 4- oder 6-mal, und wechseln Sie jedes Mal Ihr Standbein.

Worauf Sie besonders achten sollten

Wenn Sie empfindliche Schultern haben und die Arme nicht gestreckt heben können, dann winkeln Sie sie an. Wenn Sie sie nicht gestreckt nach oben halten können, breiten Sie sie stattdessen zur Seite aus.

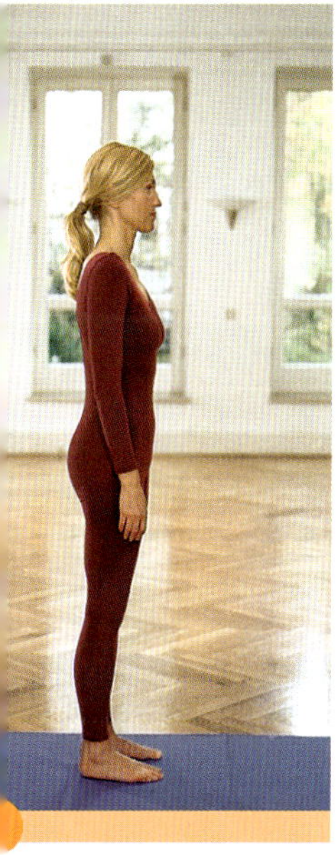

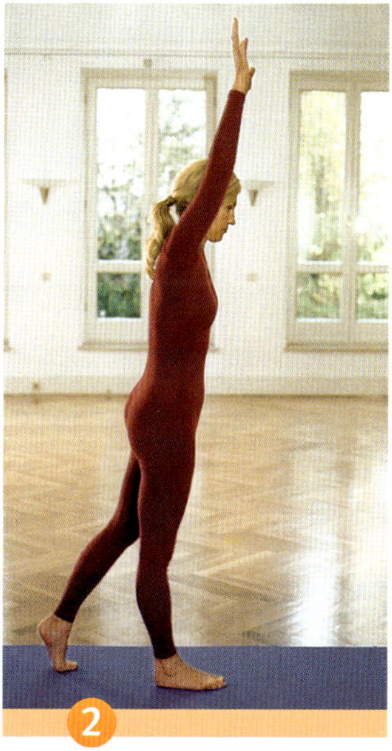

2

TIPP

➤ Wenn Sie den Rumpf nicht bis in die Waagrechte neigen können, dann bleiben Sie weiter oben. Bewahren Sie die gerade Linie, und üben Sie weiter, bis Ihre Muskeln sich genügend dehnen können. Achten Sie darauf, dass Sie die Hüfte des hinteren Beins nicht nach oben drehen.

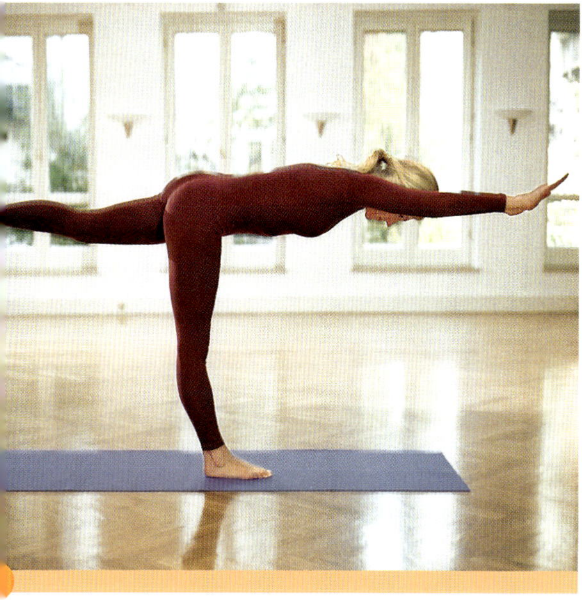

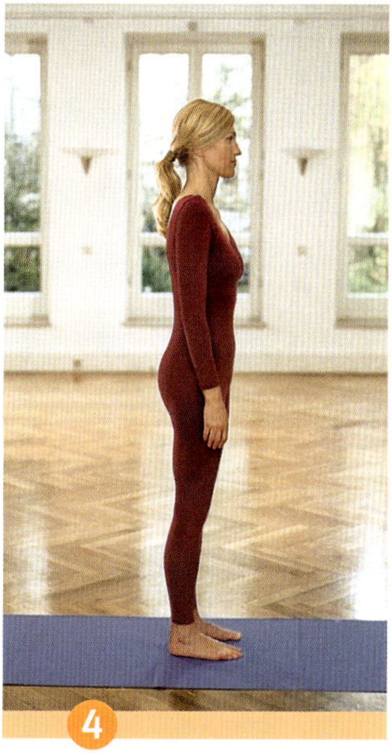

4

Auf der CD
Track 12

Was diese Übung bewirkt

- Die Heldenhaltung stabilisiert unsere gesamte Basis. Sie gibt ein Gefühl von Kraft und schenkt uns das Selbstvertrauen, das hilft, sich dem Leben immer wieder neu zu stellen.

Die Heldenhaltung

Hier finden Sie noch einmal die Heldenhaltung aus dem Sonnengruß. Dieses Mal werden Sie jedoch etwas in ihr verweilen, damit sie ihre stabilisierende Wirkung auf Körper, Geist und Seele voll entfalten kann.

So üben Sie richtig

➤ Kommen Sie etwas vor der Mitte Ihrer Matte in den Kniestand.

➤ Stellen Sie den rechten Fuß weit nach vorn. Verlagern Sie das Becken nach vorn, bis der rechte Unterschenkel senkrecht steht. Lassen Sie die linke Leiste bodenwärts sinken.

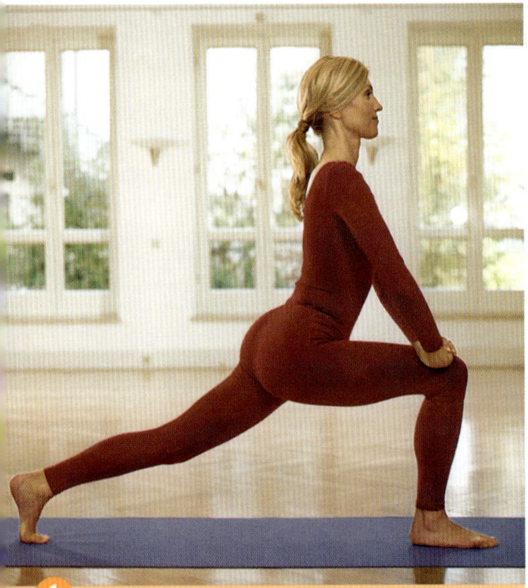

1

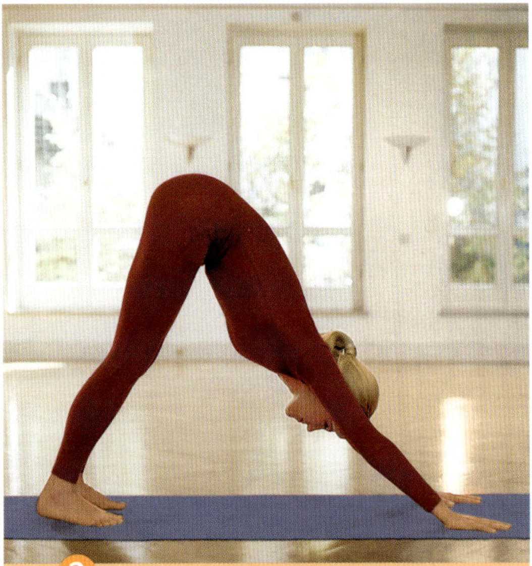

2

- Stellen Sie die Zehen des linken Fußes auf und heben Sie das Knie. Schieben Sie das Bein eventuell noch etwas mehr nach hinten, bis es ganz gestreckt ist.
- Spannen Sie einen Dehnungsbogen, indem Sie mit dem rechten Knie nach vorn streben und mit der linken Ferse nach hinten.
- Richten Sie sich behutsam so weit auf, wie es für Ihren Rücken möglich ist. Legen Sie entweder die Unterarme oder die Hände auf das rechte Knie oder breiten Sie die Arme seitlich leicht angebeugt aus. 1
- Lassen Sie die Schultern nach hinten, außen und unten sinken, und heben Sie das Brustbein.
- Verweilen Sie so während etwa sechs ruhiger und tiefer Atemzüge. Werden Sie sich des Tages bewusst, der mit seinen Herausforderungen und Geschenken vor Ihnen liegt. Wenden Sie sich ihm zu und öffnen Sie sich ihm.
- Wenn Sie die Haltung verlassen wollen, stützen Sie die Hände neben dem rechten Fuß auf. Stellen Sie diesen dann neben den linken, und schieben Sie sich nach oben in die Haltung des Hundes, der sich dehnt. Verweilen Sie so 3 bis 4 Atemzüge. 2
- Heben Sie das linke Bein dann weit nach hinten-oben. Nehmen Sie so »Anlauf«, um es anschließend weit nach vorn zu schwingen und den linken Fuß zwischen die Hände zu stellen – so weit vor, dass der Unterschenkel senkrecht ist. Kommen Sie wieder in die Heldenhaltung. Verweilen Sie darin erneut 6 Atemzüge lang.
- Nehmen Sie anschließend noch einmal kurz die Haltung des Hundes ein. Dehnen Sie Ihren Rücken wohlig durch.
- Lassen Sie dann behutsam die Knie zum Boden sinken, legen Sie die Fußrücken auf, und kommen Sie in den Fersensitz. 3 Beobachten Sie, wie Sie durch die Übungen dieses Morgenprogramms angeregt und wach geworden sind.

TIPP

- Je empfindlicher Ihre Knie sind, desto mehr sollten Sie das hintere Bein strecken. Dann wird das Kniegelenk von den Muskeln optimal gehalten. Geht das gar nicht, lassen Sie das Knie auf dem Boden und legen Sie ihm ein flaches Kissen unter.

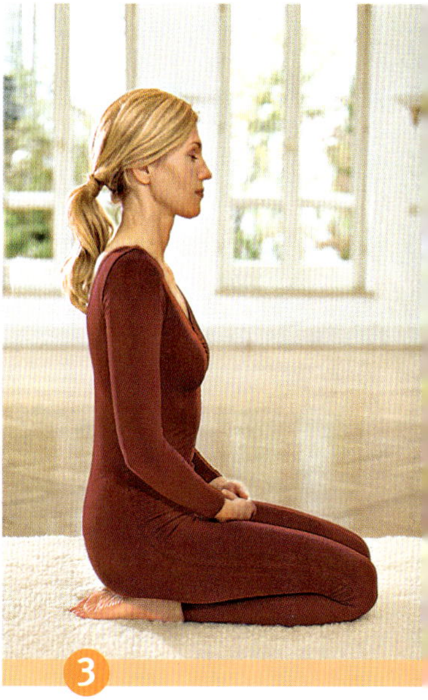

3

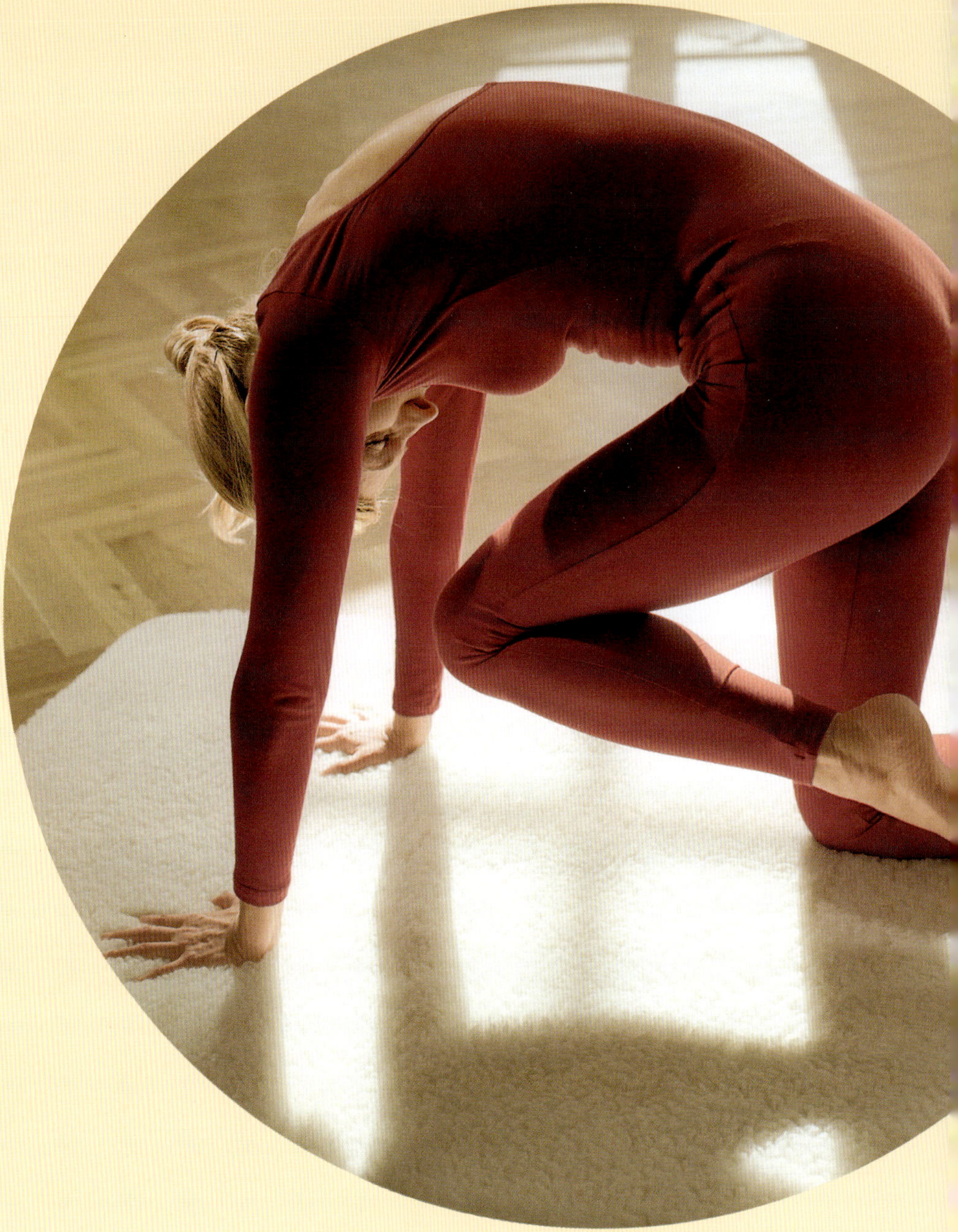

ENTSPANNT DEN TAG BESCHLIESSEN

Wir leben in einer »Sitzkultur«, die mit einem enormen Bewegungsmangel einhergeht und höchste Anforderungen an unser Leistungsvermögen stellt. Verschlimmert werden diese intensiven Anforderungen oft noch durch Arbeitsbedingungen, die alles andere als ideal sind. Die daraus entstehende ständige Überforderung macht Körper und Geist gleichermaßen zu schaffen. Die Übungen des Yoga helfen, den Geist zu entspannen und den Körper wieder in Bewegung zu bringen, sich zu regenerieren und den Abend zu genießen.

Freiraum zum Üben

Wenn Sie abends nach Hause kommen, tragen Sie die ganze Last des Tages mit heim: das viele Sitzen oder Stehen, die geistige Anspannung, all das Unerledigte. Wenn das nicht auf Ihren Feierabend und damit auf Ihr Privatleben einwirken soll, müssen Sie lernen, abzuschalten und den Tag wirklich hinter sich zu lassen. Die kleinen Übungsprogramme werden Ihnen dabei hilfreich sein.

Der einzige Haken: Wenn Sie mit anderen zusammen wohnen, die sich vielleicht schon auf Ihr Heimkommen gefreut haben, müssen Sie ihnen klar machen, dass Sie noch eine weitere knappe halbe Stunde brauchen, um wirklich anzukommen.
Sie brauchen sie, um sich umzuziehen, sich zu waschen, Ihren Yogaplatz herzurichten und um zu üben.

TIPP

➤ Gestalten Sie den Platz, an dem Sie Yoga üben, so, dass Sie sich dort zu Hause und wohl fühlen. Stellen Sie ein schönes Foto oder eine Karte hin, eine Duftlampe oder -kerze, eine Pflanze – Dinge, die Ihnen helfen, sich wieder aufzuladen.

Auch die anderen profitieren

Wenn Ihr Partner oder Ihre Familie allerdings einige Male bemerkt haben, um wie viel gelassener und wohler Sie hinterher sind, werden sie es wahrscheinlich sogar bald ausdrücklich befürworten, dass Sie nach der Arbeit üben. Sie werden merken, dass Sie ihnen dann wirklich zugewandt sein können, denn Sie sind innerlich nicht mehr so mit dem Beruf, den Kollegen, den Verpflichtungen des nächsten Tages und ähnlichem mehr beschäftigt.
Es lohnt sich also gleichermaßen für Sie und die Menschen Ihrer Umgebung, wenn Sie sich eine »Feierabend-Vorbereitungs-Übungszeit« angewöhnen. Stellen Sie dabei sicher, dass Sie wirklich nichts und niemand stört – außer vielleicht Ihre Katze, die mitüben möchte …

Abschalten und zur Ruhe kommen

Diese Lektion ist besonders dann für Sie geeignet, wenn Sie den ganzen Tag so viel um die Ohren hatten, dass Sie manchmal gar nicht mehr wussten, wo Ihnen der Kopf stand. Die Übungen helfen Ihnen, Körper und Geist zu entspannen und zu erfrischen.

Durch den Körper wandern

Auf der CD
Track 13

- Kommen Sie auf Ihrer weichen Yogamatte oder Decke in die Rückenlage, und schließen Sie die Augen. 1 Werden Sie sich bewusst, wie Sie dieser Tag zurückgelassen hat.
- Wandern Sie im Geiste durch Ihren Körper und beobachten Sie, wie sich alles, was Sie in den letzten Stunden getan – oder nicht getan –, gedacht und gefühlt haben, im Körper widerspiegelt. Beobachten Sie, wo Sie sich angespannt, wo Sie sich müde und wo Sie sich wohl fühlen. Lauschen Sie auf alles, was Ihr Körper Ihnen mitteilen möchte.
- Verweilen Sie noch etwas, so nach innen lauschend.
- Dehnen Sie sich dann ausgiebig und wohlig durch.

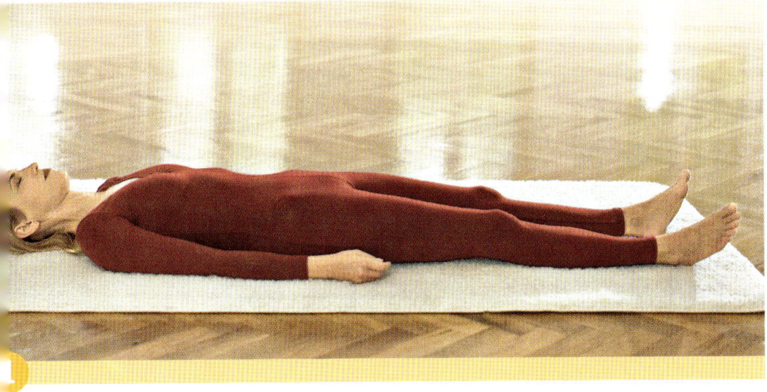

1

WAS DIESE ÜBUNG BEWIRKT

- Hilft, wieder zu sich zu kommen, den Körper wahrzunehmen und ihn ruhen zu lassen.
- Entlastet Wirbelsäule und Beine.
- Fördert die Bauchatmung.
- Aber: Wenn Sie besser in der Bauchlage ruhen, dann drehen Sie sich einfach auf den Bauch!

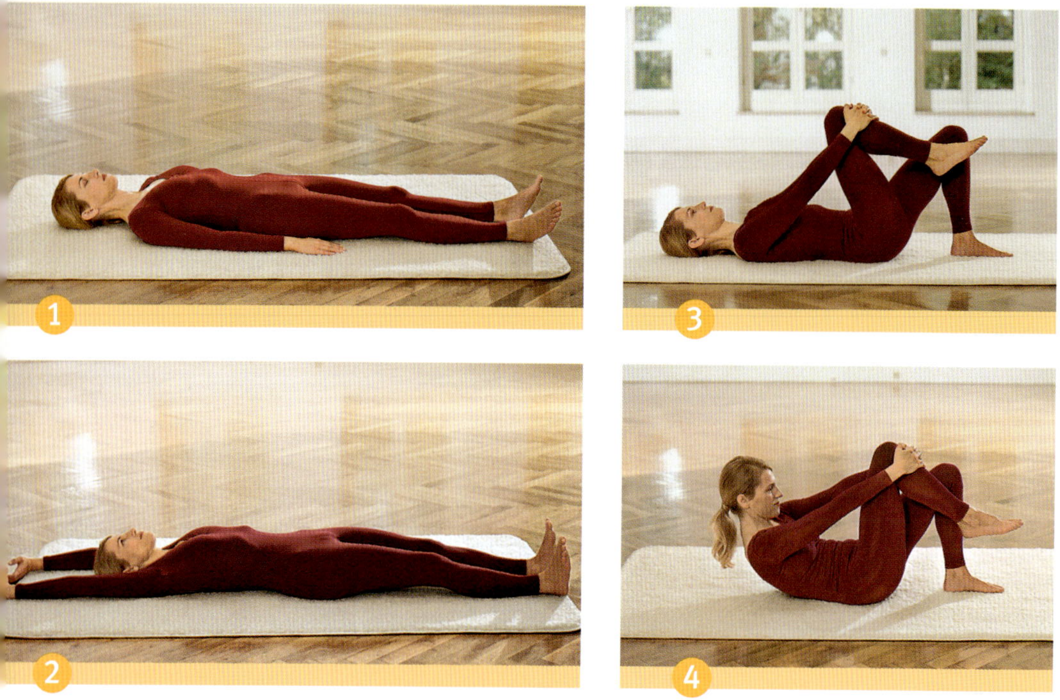

Auf der CD
Track 14

WAS DIESE ÜBUNG BEWIRKT

- Tiefe Ausatmung und Gähnen reinigen die Lungen und entsäuern und entschlacken das Blut.
- Die Nase (die zu laufen beginnt) und die Augen (die tränen) werden gereinigt.
- Anspannung und Müdigkeit fließen ab.

Der Reinigungsatem – Müdigkeit und Anspannung wegatmen

- Achten Sie in der Rückenlage 1 darauf, dass Sie ausreichend Platz hinter sich haben. Legen Sie die Arme neben den Körper.
- Führen Sie sie einatmend gedehnt über oben nach hinten, in Verlängerung des Körpers. 2 Dehnen Sie sich in der Atemfülle.
- Stellen Sie ein Bein angebeugt auf, und ziehen Sie das andere zum Bauch. Umfassen Sie das Knie dieses Beins mit den gefalteten Händen. 3
- Streben Sie mit dem Knie weit nach vorn, so dass der Rumpf gehoben wird – ungefähr so weit, dass die Schulterblätter den Boden verlassen. 4 Atmen Sie dabei tief und immer tiefer aus.
- Legen Sie Oberkörper und Kopf behutsam ab, lassen Sie die Beine ausgleiten und die Arme neben den Körper sinken. 1

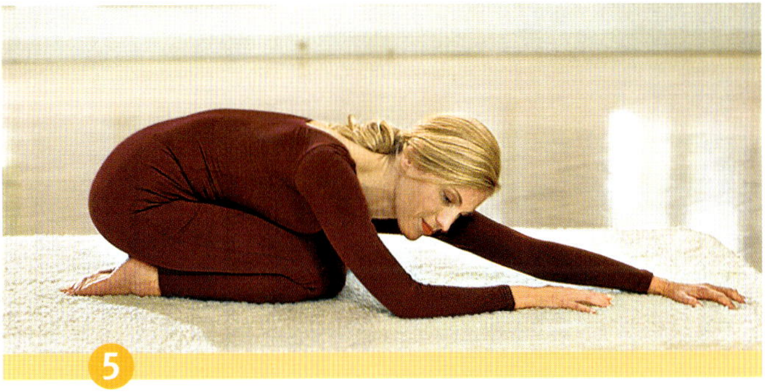

5

- Lassen Sie den Einatem oder ein Gähnen kommen. Wenn Sie gähnen, dann wie eine Löwin oder ein Tiger: Reißen Sie Ihren Mund ganz weit auf und gähnen Sie aus der Tiefe Ihres Körpers.
- Wiederholen Sie diesen Bewegungsablauf mehrere Male, und gähnen Sie so oft und tief wie möglich.

Sich in die Diagonale dehnen

- Stellen Sie die Beine angebeugt auf, lassen Sie sich auf die Seite rollen und kommen Sie so hoch in den Fersensitz.
- Stellen Sie die Hände vor den Knien auf. Heben Sie den Brustkorb zwischen den Oberarmen weit nach vorn und oben und legen Sie ihn dann auf die Oberschenkel.
- Dehnen Sie sich ausatmend intensiv aus Ihrer linken Flanke heraus, so dass Sie dadurch den linken Arm nach rechts vorn schieben. 5
- Ziehen Sie sich einatmend in der linken Flanke zusammen – und der Arm kommt zurück.
- Machen Sie das Gleiche zur anderen Seite. Lassen Sie die Bewegung in den Flanken entstehen und sich von dort aus in den Arm fortsetzen – das schont die Schultern.
- Lassen Sie Atem und Stimme ganz frei – machen Sie alle Geräusche, die Ihnen zum Dehnen einfallen und die Ihnen wohl tun.
- Nach einigen Wiederholungen lassen Sie die Bewegung zur Ruhe kommen. Spüren Sie einen Augenblick im Fersensitz nach.

WAS DIESE ÜBUNG BEWIRKT

- Sanfte Dehnung aller diagonal verlaufenden Rumpfmuskeln, vor allem aber der Flanken und damit der kleinen Muskeln zwischen den Rippen. Das löst und vertieft die Atmung.
- Aktivierung der Wirbelsäule durch die leichte Seitbeuge.

Auf der CD Track 15

Auf der CD
Track 16

Die Katze macht einen Buckel und streckt ihr Bein

- Kommen Sie in den Vierfüßlerstand. Stellen Sie die Knie unter die Hüftgelenke und die Handgelenke unter die Schultergelenke, so dass Oberschenkel und Arme parallel stehen. – Wenn Sie sich wegen einer Entzündung im Unterarm nicht gut mit abwinkelten Händen aufstützen können, dann ballen Sie die Hände zu Fäusten und stützen sich auf die Fingergrundglieder.
- Führen Sie ausatmend die Stirn und das rechte Knie aufeinander zu. Machen Sie einen schönen runden Katzenbuckel. 1
- Strecken Sie einatmend das rechte Bein weit nach hinten und oben, und heben Sie Brustkorb und Kopf. Die Arme bleiben gestreckt und beide Hüften auf einer Höhe. 2
- Wiederholen Sie die Abfolge Buckel–Beinstrecken einige Male in Ihrem Atemrhythmus mit dem rechten Bein – und nach einer kurzen Pause mit dem linken Bein.

WAS DIESE ÜBUNG BEWIRKT

- Durch den steten Wechsel von Vor- und Rückbeuge wird die Wirbelsäule gut durchbewegt.
- Mobilisierung der Schulter- und Hüftgelenke.
- Dehnung der Vorder- und Rückseite des Rumpfes.
- Vertiefung der Atmung.

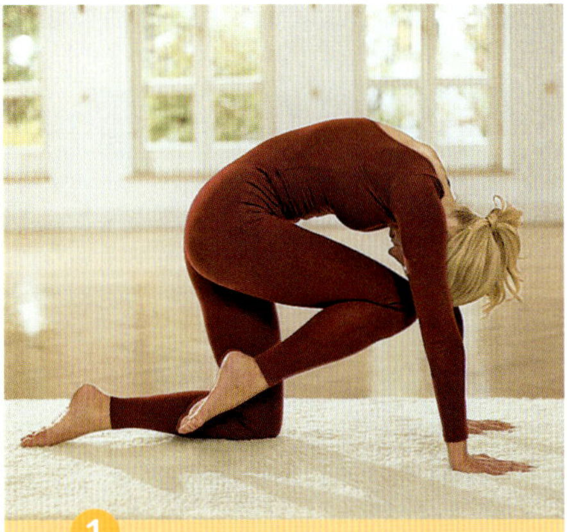
1

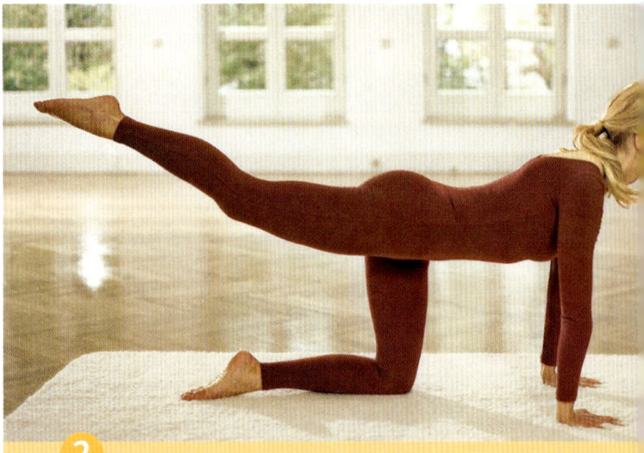
2

Sich ganz in sich zurückziehen

- Nachdem Sie die Bewegung der Katze beendet haben, lassen Sie aus dem Vierfüßlerstand das Becken nach hinten zu den Fersen sinken. Legen Sie die Stirn vor sich auf den Boden oder – wenn dieser zu weit weg ist – auf ein Kissen. 3
- Legen Sie die Arme neben dem Kopf oder bequem neben dem Körper ab. Ziehen Sie sich mit allen Ihren Sinnen in sich zurück, und ruhen Sie so einige Atemzüge.

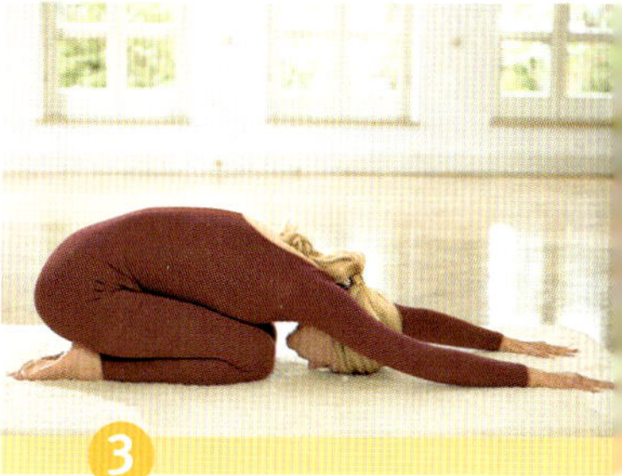
3

Die Beine entstauen

Auf der CD
Track 17

- Kommen Sie in den Unterarmstand. Schütteln Sie erst das eine, dann das andere Bein locker nach oben aus – so wie eine Katze, die Wasser von ihrer Pfote schüttelt. 4 Achten Sie dabei besonders darauf, dass Ihr Fuß ganz entspannt ist.
- Spüren Sie in der Bauchlage nach.

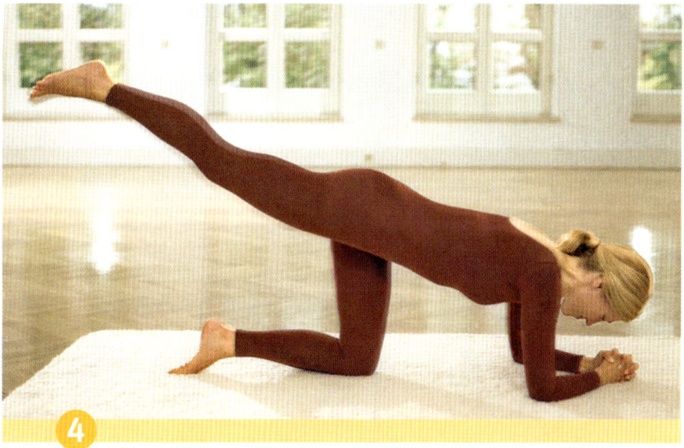
4

WAS DIESE ÜBUNG BEWIRKT

- Diese leichte Umkehrübung fördert den Rückfluss des venösen Blutes zum Herzen und entstaut so Beine und Becken.
- Achtung: Schütteln Sie Ihre Beine nicht, wenn Sie eine Neigung zu Thrombosen haben!

Auf der CD
Track 18

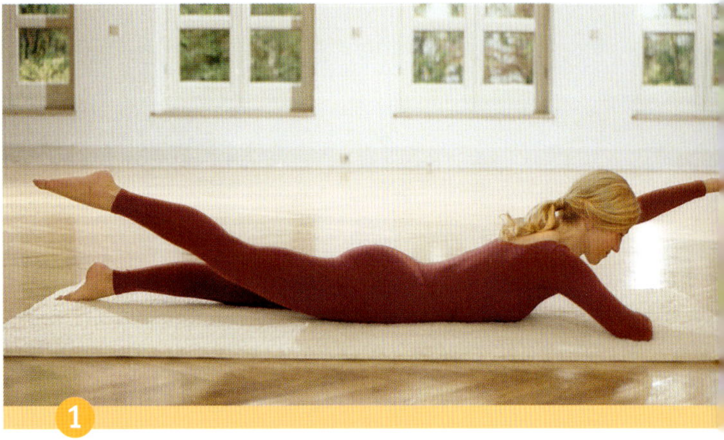

WAS DIESE ÜBUNG BEWIRKT

- Kräftigung der Rücken-, Schulter- und Gesäßmuskulatur.
- Dehnung der Leisten und des Brustraums.
- Verbessert die aufrechte Haltung und vertieft den Atem.

Den Rücken beleben und kräftigen

Worauf Sie besonders achten sollten

Üben Sie sehr behutsam, wenn Sie sich sehr angespannt oder angestrengt im unteren Rücken fühlen, das heißt, heben Sie Arm und Bein nur wenig.
Winkeln Sie den angehobenen Arm etwas an, falls Sie Schmerzen im Schultergelenk haben.

- Legen Sie in der Bauchlage die Stirn auf den rechten Handrücken, und strecken Sie den linken Arm in der Verlängerung des Körpers aus. Atmen Sie aus, und spannen Sie etwas den Schließmuskel des Afters an.
- Dehnen Sie sich über die ganze Diagonale »linker Arm – rechtes Bein« und heben Sie einatmend Arm, Bein und den Kopf. (1) Drücken Sie sich dabei mit dem rechten Unterarm und dem linken Oberschenkel vom Boden weg.
- Kehren Sie ausatmend zum Boden zurück. Entspannen Sie den Afterschließmuskel. Atmen Sie ein, wieder aus, und spannen Sie ihn dabei erneut an. Wiederholen Sie die Bewegung in derselben Diagonalen 3- bis 4-mal.

TIPP

- Wenn Sie sehr dünn sind, legen Sie sich eine Decke unter das Becken.

➤ Spüren Sie einige Atemzüge in der Bauchlage nach, bevor Sie die Übung 4- bis 5-mal mit der Diagonalen »rechter Arm – linkes Bein« wiederholen.

Die Krokodil-Übung

Worauf Sie besonders achten sollten

Wenn Sie unter erhöhtem Blutdruck leiden, dann führen Sie die Beine ausatmend zur Seite und einatmend zurück. Achten Sie darauf, dass Ihr unterer Rücken lang bleibt, wenn Sie die Beine zur Seite führen.

➤ Kommen Sie in die Rückenlage. Breiten Sie beide Arme in Schulterhöhe seitlich aus, die Handflächen nach unten.
➤ Beugen Sie die Beine, führen Sie eines nach dem anderen zum Bauch und ziehen Sie sie ausatmend dicht an den Leib.
➤ Führen Sie einatmend beide Beine um etwa 40 Grad nach links und strecken Sie sie etwas in den Kniegelenken. ❷ Achten Sie darauf, dass die Oberschenkel möglichst dicht am Bauch bleiben und dass die rechte Schulter den Boden nicht verlässt.
➤ Beugen Sie ausatmend die Beine wieder an und führen Sie sie zur Mitte zurück. Bringen Sie sie einatmend nach rechts und ausatmend zur Mitte.
➤ Fahren Sie damit fort im Rhythmus Ihres Atems. Führen Sie Ihre Beine nur so weit zur Seite beziehungsweise strecken Sie sie nur so weit, dass Sie im Nacken entspannt bleiben können. Drehen Sie eventuell den Kopf in die Gegenrichtung, wenn das angenehmer für Ihren Nacken ist.
➤ Spüren Sie anschließend eine kleine Weile mit aufgestellten Beinen im Bauchraum nach.

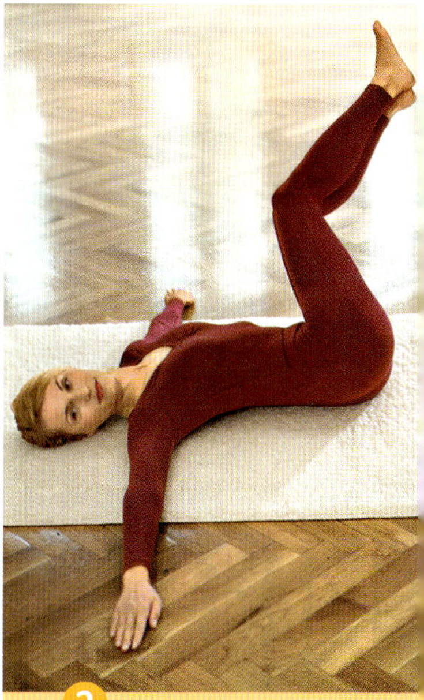

2

Auf der CD
Track 19

WAS DIESE ÜBUNG BEWIRKT

- Kräftigung der Muskeln, die die Bauchdecke bilden.
- Dehnung der oft verspannten Muskulatur an der Rückseite der Taille. Dehnung der Brustmuskulatur.
- Belebung der Atmung durch Mobilisierung des unteren Brustkorbs.

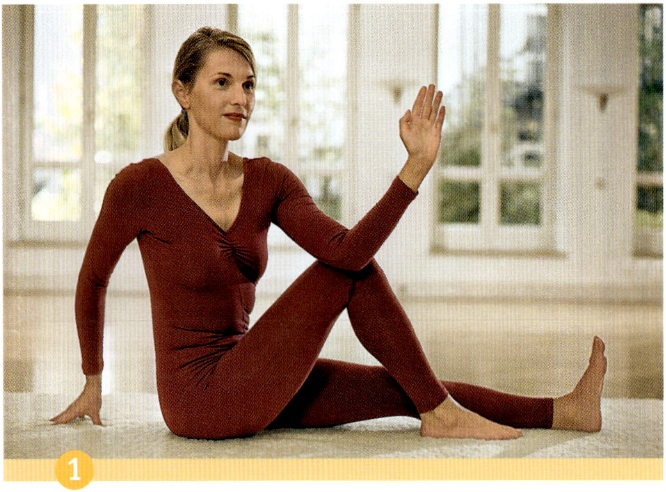

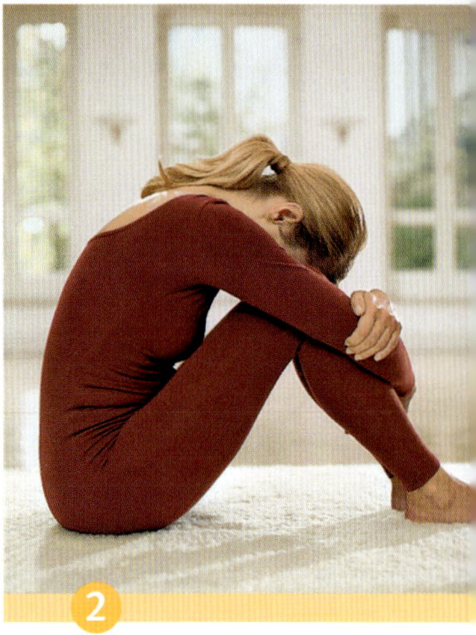

Auf der CD
Track 20

WAS DIESE ÜBUNG BEWIRKT

- Belebung des Brustkorbs, Vertiefung der Atmung. Anregung der Organe des Oberbauchs.
- Kräftigung der Aufrichtemuskulatur.

TIPP

➤ Wenn Sie Mühe haben, sich im Langsitz aufzurichten, dann legen Sie sich ein flaches Kissen oder eine Decke keilförmig unters Gesäß.

Der Drehsitz

➤ Kommen Sie hoch zum Langsitz. Ziehen Sie eine Gesäßhälfte nach der anderen nach hinten und außen. Stellen Sie das rechte Bein angebeugt auf.

➤ Legen Sie die Hände um das rechte Knie, und dehnen Sie sich aus der Wirbelsäule einatmend nach oben. Dann drehen Sie sich ausatmend nach rechts.

➤ Drücken Sie einatmend mit der Außenseite des linken Ellenbogens gegen die Außenseite des rechten Knies und stellen Sie die rechte Hand hinter dem Gesäß auf. ❶ Entspannen Sie Ihre Schultern und verweilen Sie einige ruhige, tiefe Atemzüge in dieser Haltung.

➤ Kehren Sie dann zur Mitte zurück. Lassen Sie das rechte Bein ausgleiten, stellen Sie das linke Bein angebeugt auf und drehen Sie sich nach links. Verweilen Sie auch in dieser Drehung einige Atemzüge.

➤ Wenn Sie zur Mitte zurückgekehrt sind, stellen Sie beide Beine angebeugt auf, umarmen sie und lassen den Kopf zu den Knien sinken. ❷ Verweilen Sie etwas in dieser sanften Dehnung des Rückens.

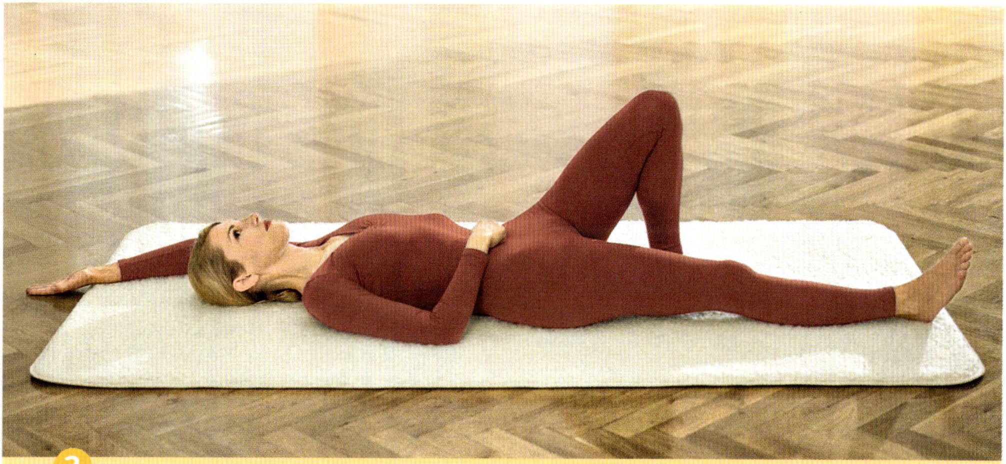

3

Die Energie wieder fließen lassen

Die Yogis sagen: Dorthin, wo der Geist sich im Körper bewegt, geht auch die Lebensenergie *Prana*. Wandert der Geist entlang bestimmter Bahnen im Körper, regt er dort den Energiefluss an.

- Kommen Sie in die Rückenlage. Stellen Sie das linke Bein angebeugt auf, und legen Sie den linken Arm so in die Verlängerung des Körpers, dass es bequem für Ihre Schulter ist. Ballen Sie die rechte Hand zu einer losen Faust und legen Sie sie auf den Bauch. 3
- Gehen Sie in der Vorstellung einatmend von den Fingerspitzen der linken Hand über den Arm und den Brustkorb bis zum Nabel. Führen Sie den Ausatem über den Unterleib und das rechte Bein bis über die Zehenspitzen hinaus.
- Atmen Sie ein über das rechte Bein und aus über den linken Arm, ein über den linken Arm und aus über das rechte Bein. Fahren Sie damit einige Male fort.
- Spüren Sie einige Atemzüge in der Rückenlage nach. Wechseln Sie dann die Diagonale (linkes Bein – rechter Arm), und wiederholen Sie die Atemlenkung mehrere Male.

WAS DIESE ÜBUNG BEWIRKT

- Anregung des Energieflusses im ganzen Körper. Gestaute Energie kann abfließen (Entspannung), energiearme, müde Bereiche des Körpers laden sich auf (Erfrischung).
- Die Energielenkung beruhigt und sammelt den Geist.

TIPP

- Sie können die Energielenkung auch im Stehen machen (zusätzliche Gleichgewichtsübung) oder nur über eine Seite (rechter Arm – rechtes Bein).

Die Wirbelsäule aufatmen lassen

Wenn Ihr Alltag es mit sich bringt, dass Sie viel sitzen oder viel stehen müssen, dann werden die Übungen dieser Lektion Ihnen helfen, besonders Ihre Wirbelsäule zu entlasten und in den Beinen gestautes Blut zurückfließen zu lassen.

TIPP

➤ Wann immer es Ihnen im Laufe des Tages möglich ist: Stehen Sie auf und erledigen Sie einiges im Stehen oder Umhergehen (Telefonate!). Wenn Sie vor allem stehen müssen, versuchen Sie ab und zu, einen Fuß etwas höher zu stellen. Damit entlasten Sie sofort Ihre Wirbelsäule!

Wenn Sie den ganzen Tag sitzen

Eigentlich ist stundenlanges Sitzen völlig gegen unsere Natur, denn wir tragen in unserem Körper noch immer die Veranlagung unserer Urahnen, die Jäger und Sammler waren. Das bedeutet, dass nichts für uns besser ist als ein (geruhsames) Leben mit viel Bewegung, viel körperlicher Aktivität und kurzen Abschnitten im Sitzen – also unvereinbar mit einem normalen Büroalltag. Wenn wir nicht genügend laufen und unserem Körper ausgleichende Bewegungen anbieten, dann wird er krank. Davon zeugt die Tatsache, dass Rückenschmerzen zur Volkskrankheit werden konnten.

Wenn Sie ganztags auf den Beinen sind

Eigentlich sollten Sie es dann besser haben – denn Sie sitzen ja wenigstens nicht. Aber bei uns modernen Menschen ist das Stehen und Gehen im Beruf in der Regel nicht mit ausreichend anderer körperlicher Aktivität verbunden. So leiden auch die Wirbelsäulen der Menschen mit Stehberufen unter der einseitigen Belastung (zum Beispiel durch ständiges Vorbeugen). Wie bei den »Vielsitzern« staut sich bei ihnen oft im Laufe des Tages das Blut in den Venen, so dass die Beine abends schwer und müde sind. Ab jetzt aber werden Sie Ihrem Körper helfen, diesen Belastungen entgegenzuwirken!

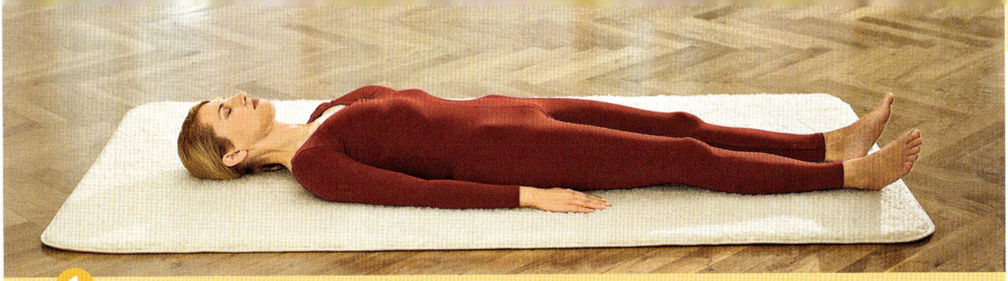

1

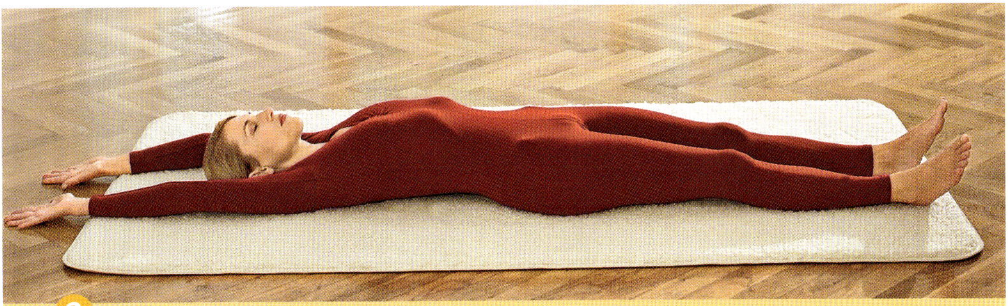

2

Rückenlage

- Kommen Sie auf Ihrer weichen Yogamatte oder Decke in die Rückenlage und schließen Sie die Augen. 1
- Werden Sie sich bewusst, wie Sie dieser Tag zurückgelassen hat. Beobachten Sie, wo Sie sich angespannt, wo Sie sich müde und wo Sie sich wohl fühlen.
- Lauschen Sie in sich hinein, wo Ihr Körper gedehnt und bewegt werden möchte.

TIPP

- Achten Sie darauf, dass Sie ausreichend Platz hinter sich und um sich herum haben.

Strecken und Dehnen

Auf der CD Track 21

- Beginnen Sie behutsam, sich zu recken, zu strecken und zu räkeln. Werden Sie ganz lang 2, ganz breit, drehen Sie sich, so dass Sie sich auch in die Diagonalen dehnen.
- Lassen Sie Atem und Stimme frei und machen Sie all die wohligen Geräusche, die aus Ihnen aufsteigen.
- Dehnen und räkeln Sie sich so lange, bis Sie wirklich genug haben und Ihr Körper wieder still liegen möchte.

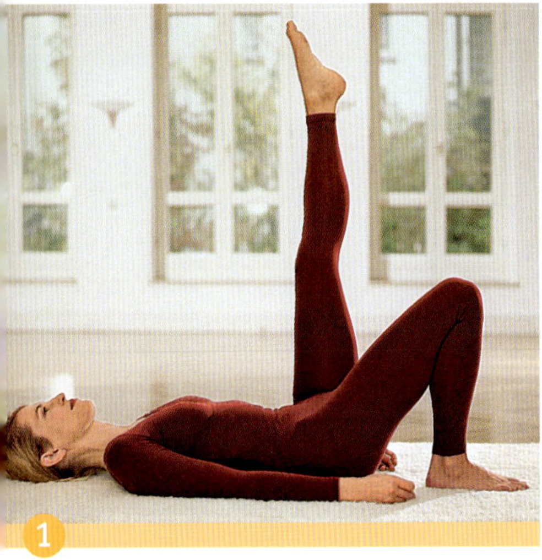
1

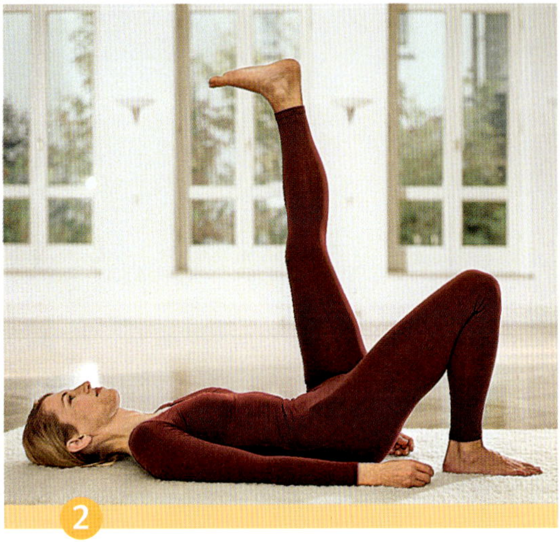
2

Auf der CD
Track 22

WAS DIESE ÜBUNG BEWIRKT

- Fördert den Rückfluss des venösen Blutstroms und der Lymphe aus den Beinen. Wirkt geschwollenen Knöcheln und müden Beinen entgegen und beugt der Bildung von Krampfadern vor.

Die Beine entstauen

- Stellen Sie in der Rückenlage die Beine angebeugt auf.
- Strecken Sie das linke Bein nach oben. Strecken Sie abwechselnd ausatmend die Fußspitze nach oben 1, und dehnen Sie einatmend die Ferse in den Raum 2. Wiederholen Sie diese Bewegung mehrere Male.
- Lassen Sie dann den Fuß einige Male im Fußgelenk kreisen – im Uhrzeigersinn und gegen den Uhrzeigersinn.
- Stellen Sie den linken Fuß zurück zum Boden und vergleichen Sie in der Rückenlage, wie unterschiedlich sich beide Beine jetzt anfühlen.
- Stellen Sie die Beine dann wieder auf, und wiederholen Sie die Übung mit dem rechten Bein.
- Heben Sie zum Abschluss der Übung beide Beine und schütteln Sie sie sanft und ausgiebig. Wenn Sie mögen, können Sie gleichzeitig auch Ihre Arme heben und schütteln.
- Spüren Sie anschließend in der Rückenlage nach und werden Sie sich bewusst, wie belebt und gut durchblutet sich Ihre Beine jetzt anfühlen.

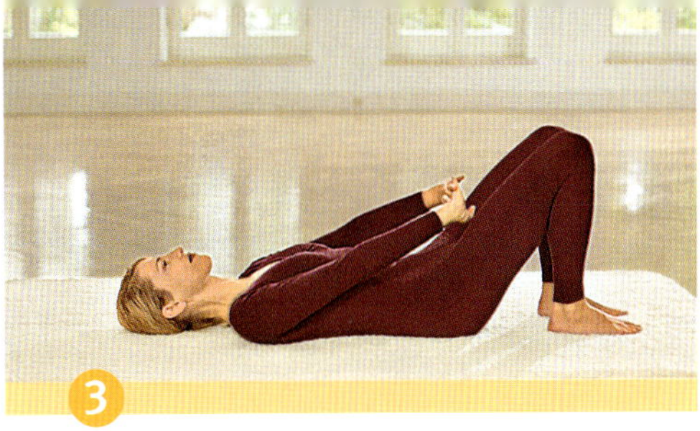

3

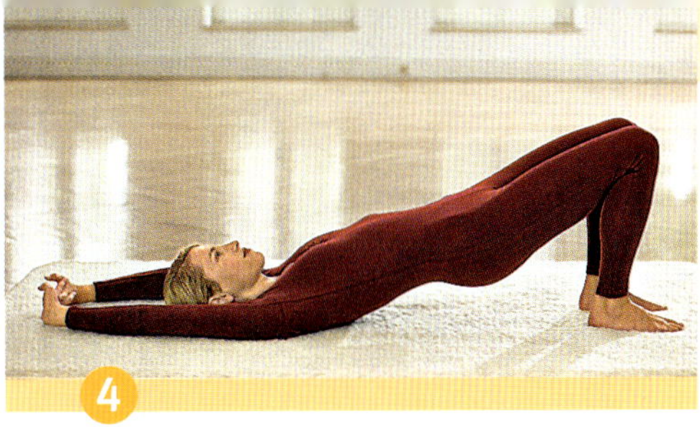

4

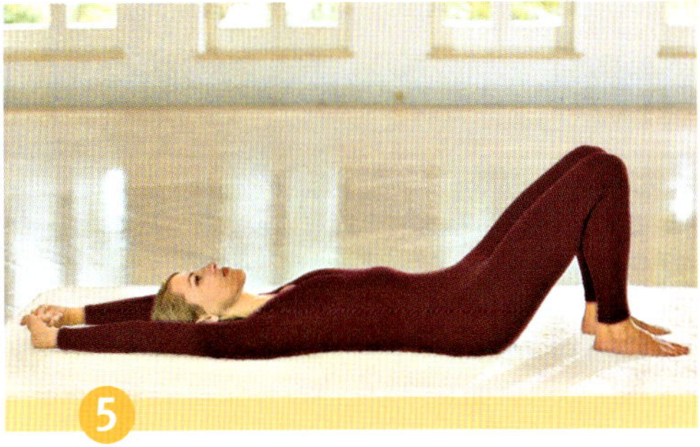

5

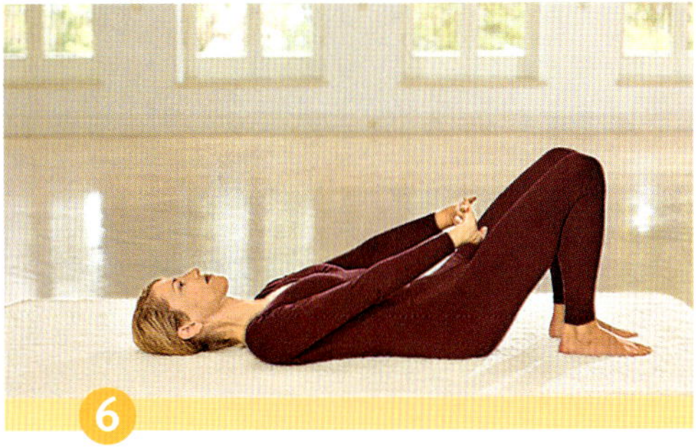

6

Variation der Schulterbrücke: weit werden im Brustraum

Auf der CD
Track 23

- Ziehen Sie in der Rückenlage die Füße so dicht an das Becken heran, dass die Unterschenkel in etwa senkrecht stehen. Die Füße sind parallel und hüftgelenkbreit voneinander entfernt.
- Falten Sie die Hände, drehen Sie die Handflächen fußwärts. 3 Wenn Ihnen die Armhaltung mit gefalteten Händen unangenehm ist (etwa wegen einer Sehnenscheidenentzündung), dann lösen Sie die Hände.
- Heben Sie einatmend das Becken und den Rücken, und führen Sie die Arme in die Verlängerung des Körpers. 4 Sollten Ihre Arme nicht ganz zum Boden kommen, nutzen Sie das Gewicht Ihrer Arme, um sie allmählich tiefer sinken zu lassen.
- Lassen Sie ausatmend langsam Rücken und Becken zum Boden abrollen. 5
- Atmen Sie ein, und führen Sie ausatmend auch die Arme zurück in die Ausgangshaltung. 6
- Wiederholen Sie diesen Bewegungsablauf einige Male in Ihrem Atemrhythmus.

WAS DIESE ÜBUNG BEWIRKT

- Dehnung der verkürzten Muskulatur an der Brust, in den Achseln und an den Innenseiten der Arme.
- Kräftigung des Rückens.
- Rückfluss gestauten Blutes aus dem Becken zum Herzen.

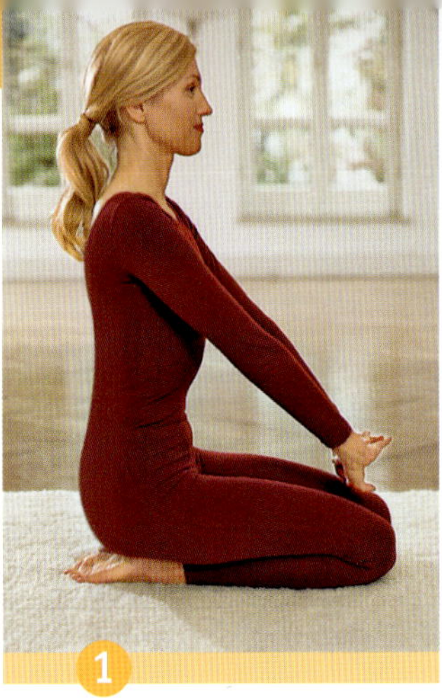

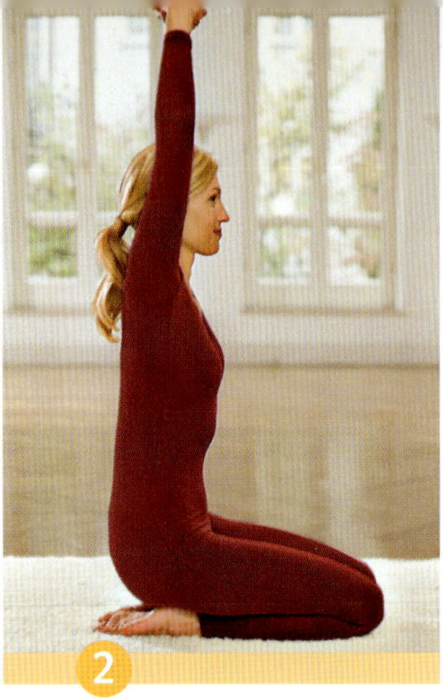

WAS DIESE ÜBUNG BEWIRKT

- Diese – und die vorhergehende – Übung wird Ihnen besonders dann gut tun, wenn Ihr oberer Rücken oft rund ist und Ihre Schultern nach unten und vorn hängen.

Weite im Brustraum und Kraft im Rücken

Wer jahrein, jahraus Tag für Tag am Schreibtisch und/oder Computer sitzt, bekommt langsam, aber sicher einen krummen Rücken. Dadurch, dass bei den üblichen Büroarbeiten die Arme immer vorn gehalten werden, verkürzen sich nach und nach die Brustmuskeln. Die Muskeln des oberen Rückens, die dem entgegenwirken könnten, haben oft nicht die Kraft dazu. So überwiegt der Zug der verkürzten Muskulatur an der Vorderseite des Körpers, und der obere Rücken rundet sich.
Um das wieder auszugleichen, müssen Sie die Brustmuskulatur regelmäßig dehnen und zugleich die rumpfaufrichtende Muskulatur im oberen Rücken kräftigen. Die Übung eignet sich dafür sehr gut. Sie können sie immer mal wieder im Laufe des Tages machen – auf Ihrem Bürostuhl sitzend oder im Stand.

- Kommen Sie, wenn möglich, in den Fersensitz oder in einen anderen aufrechten und bequemen Sitz.
- Falten Sie die Hände und drehen Sie die Handflächen nach außen. Strecken Sie die Arme und heben Sie den Brustkorb. 1
- Kontrahieren Sie den Schließmuskel des Afters ein wenig, und heben Sie einatmend die Arme über vorn nach oben. Bleiben Sie lang im unteren Rücken. 2

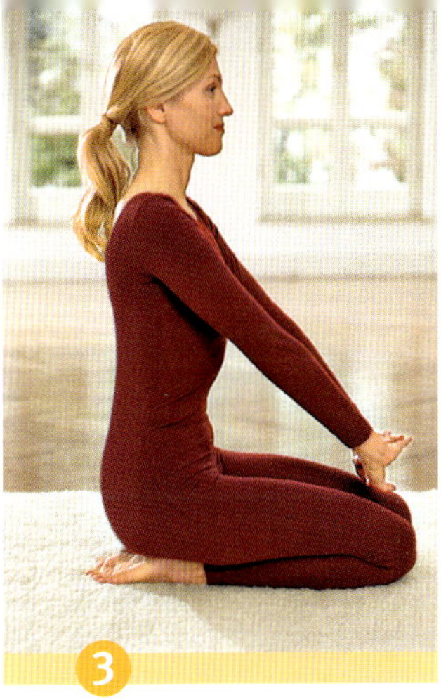

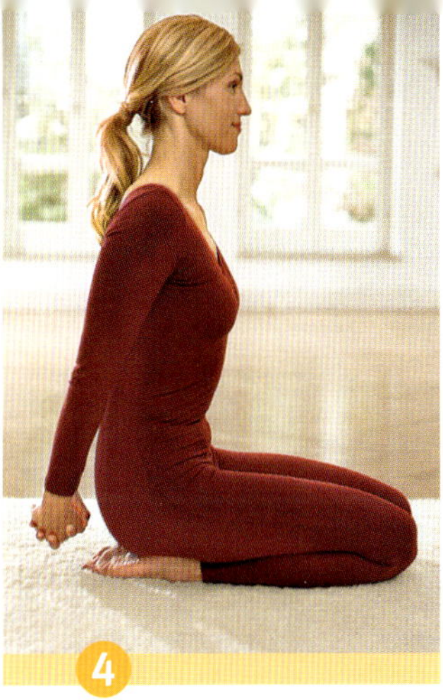

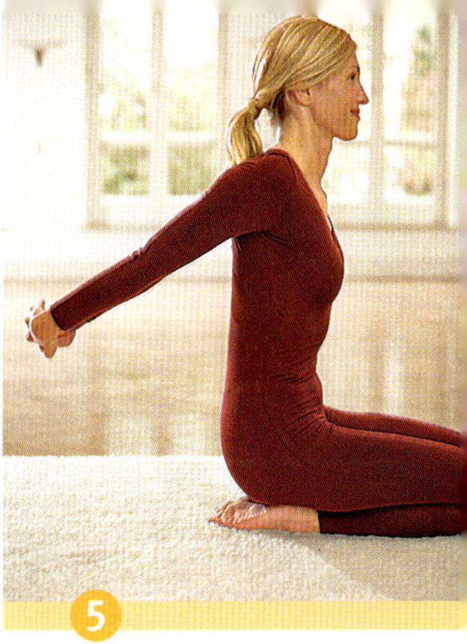

- Senken Sie ausatmend die Arme. ③ Entspannen Sie den Schließmuskel.
- Lösen Sie die Hände und falten Sie sie nun hinter dem Gesäß. Die Handflächen weisen zum Körper. ④
- Strecken Sie einatmend die Arme. Heben Sie sie eventuell, aber nur, wenn dadurch der Brustkorb nicht einsinkt. ⑤
- Lassen Sie ausatmend die Arme sinken und lösen Sie die Hände.
- Falten Sie sie wieder vorn ①, drehen Sie die Handflächen nach außen und heben Sie die Arme einatmend ② ... Wiederholen Sie den ganzen Ablauf einige Male im Rhythmus Ihres Atems.
- Spüren Sie anschließend im Sitzen nach.

Worauf Sie besonders achten sollten

Wenn Sie akute entzündliche Prozesse an der Schulter oder an den Unterarmen haben, zum Beispiel eine Sehnenscheidenentzündung oder ein Karpaltunnelsyndrom, dann falten Sie nicht die Hände, sondern führen Sie die Arme parallel zueinander nach vorn und oben und nach hinten. Sie können auch mit beiden Händen ein Tuch, einen Gurt oder Ähnliches fassen, damit die Arme parallel bleiben.

Auf der CD
Track 24

Die acht Bewegungsrichtungen der Wirbelsäule

Wir können unsere Wirbelsäule in acht Richtungen bewegen: in die Vorbeuge und Rückbeuge, in die Seitbeugen nach links und rechts, in Drehungen nach links und rechts, und wir können sie auseinander dehnen und in sich zusammenziehen.
Obwohl uns all diese Bewegungen möglich sind, zwingt uns der Alltag oft dazu, in einer dieser Möglichkeiten stundenlang zu verharren. Und genau diese einseitige, andauernde Belastung im Sitzen oder Stehen ist es, die unseren Bandscheiben und damit unserem Rücken so zu schaffen macht.
Sie tun ihm nach einem solchen Tag einen großen Gefallen mit Bewegungen, die die Druckbelastung der Bandscheiben rhythmisch verändern. So können die Bandscheiben mal aufatmen, die Muskeln wieder entspannen und damit ihren festen Griff auf die Wirbelgelenke lockern, Belastungsschmerzen lassen nach.

TIPP

➤ Stellen Sie sich bei diesem Bewegungsablauf vor, dass Ihre Wirbelsäule ein flexibler, biegsamer und doch stabiler Stab ist – so wie ein junger Baum, der sich im Wind biegt. Je lebendiger dieses Bild in Ihnen wird, desto leichter wird Ihnen die Bewegung fallen.

Ein idealer Bewegungsablauf für zwischendurch

Für diesen Bewegungsablauf brauchen Sie eigentlich noch nicht einmal Ihre Yogamatte auszurollen. Da Sie weitgehend im Stand bleiben, können Sie die Übung überall machen: auf Reisen im Hotelzimmer, im Büro (während die Kollegen schon zur Mittagspause gegangen sind), in den Ferien am Strand, auf einem Parkplatz am Rande der Autobahn, wenn Sie stundenlang gefahren sind, und so weiter. Bereits ein einziger Durchlauf entkrampft die Muskeln und lässt sie wieder aufatmen!
Um gleichzeitig Kraft und Standfestigkeit aufzubauen, bleiben Sie am Ende des Bewegungsablaufes einfach zunehmend länger in der Haltung, die Ihnen Foto 16 auf Seite 63 zeigt.

Worauf Sie besonders achten sollten

➤ Üben Sie sehr achtsam und spürsam, wenn Ihr Rücken schmerzt. Wahrscheinlich wird der Spannungsschmerz nach jedem Durchlauf etwas mehr nachlassen – trotzdem: Übertreiben und erzwingen Sie nichts. Seien Sie sanft mit sich!

➤ Wenn Sie akute Rückenprobleme haben (Hexenschuss, Bandscheibenvorfall, Ischialgie), dann brauchen Sie nichts als Ruhe. Eine entsprechende Ruhehaltung finden Sie am Ende dieser Lektion (ab Seite 65).

➤ Bei Knieproblemen achten Sie sehr darauf, dass Ihre Füße während des ganzen Ablaufs parallel zueinander bleiben.

➤ Bei akuten Schulterproblemen heben Sie die Arme nur so weit, wie es schmerzfrei möglich ist – und heben Sie sie immer symmetrisch!

So üben Sie richtig

Üben Sie zuerst die Bewegungen ein, und lassen Sie Ihren Atem kommen und gehen, wie er will. Ist Ihnen der Ablauf vertraut, verbinden Sie ihn mit der Atemführung. Tauschen Sie Ein- und Ausatmung aus, wenn es Ihnen andersherum angenehmer ist.

Variation: Zehenstand

➤ Wenn Sie Atmung und Kreislauf besonders anregen möchten, dann üben Sie den Ablauf im Zehenstand: Kommen Sie beim ersten Heben der Arme hoch auf die Zehen, und senken Sie die Fersen erst wieder, wenn Sie am Ende die Arme sinken lassen. Es macht gar nichts, wenn Sie wackeln und schwanken. Im Gegenteil – so schulen Sie Ihren Gleichgewichtssinn.

WAS DIESE ÜBUNG BEWIRKT

- Verbessert die Beweglichkeit der Wirbelsäule in alle Richtungen, macht den Brustkorb flexibler.
- Entspannt verkrampfte Rücken- und Atemmuskeln.
- Vertieft die Atmung und regt Kreislauf und Verdauung an.

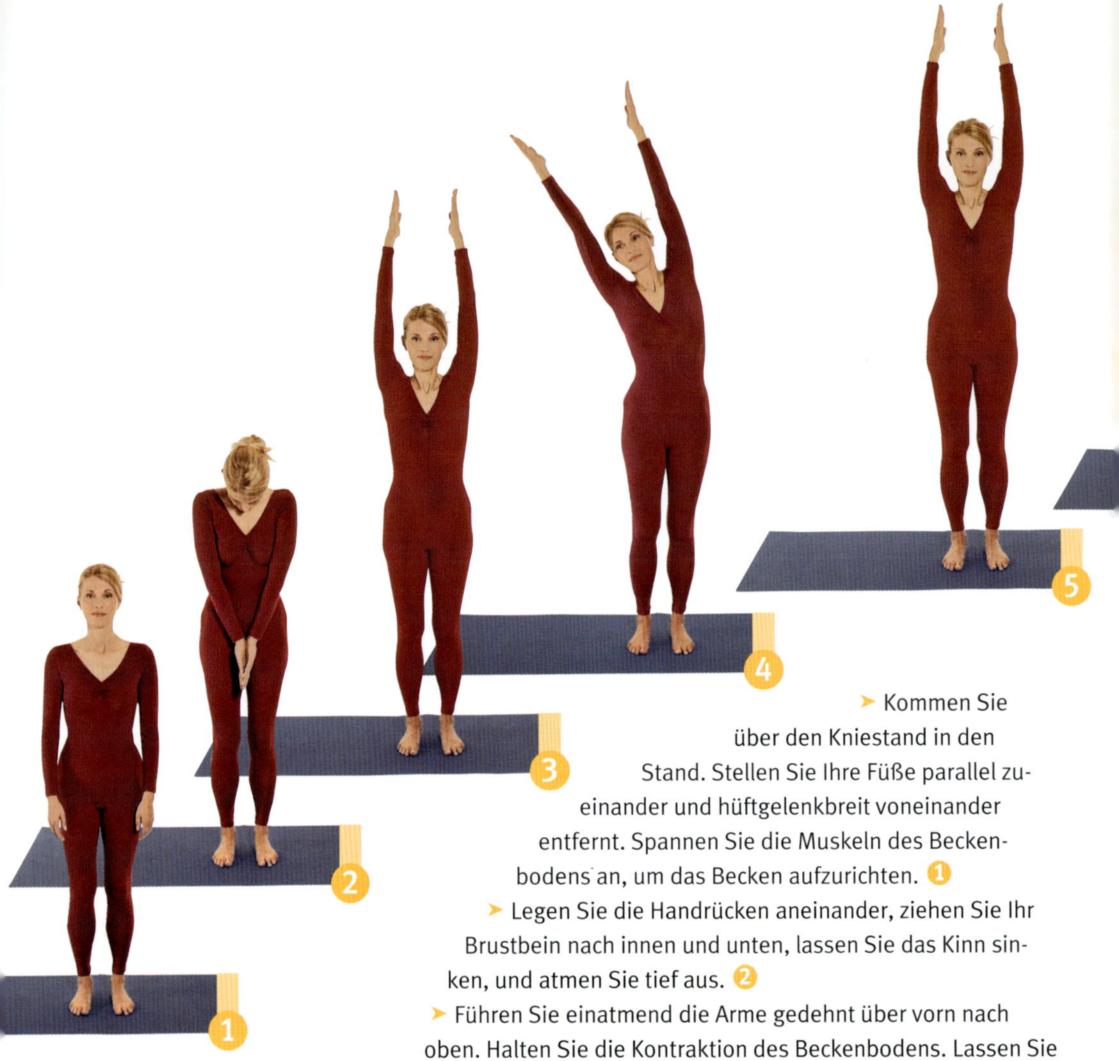

➤ Kommen Sie über den Kniestand in den Stand. Stellen Sie Ihre Füße parallel zueinander und hüftgelenkbreit voneinander entfernt. Spannen Sie die Muskeln des Beckenbodens an, um das Becken aufzurichten. ❶

➤ Legen Sie die Handrücken aneinander, ziehen Sie Ihr Brustbein nach innen und unten, lassen Sie das Kinn sinken, und atmen Sie tief aus. ❷

➤ Führen Sie einatmend die Arme gedehnt über vorn nach oben. Halten Sie die Kontraktion des Beckenbodens. Lassen Sie ausatmend die Schultern sinken, und wachsen Sie gleichzeitig aus Ihrer Wirbelsäule nach oben. ❸

➤ Neigen Sie sich einatmend nach rechts. Drücken Sie mit dem rechten Fuß gegen den Boden und führen Sie Ihre linke Schulter etwas nach hinten, damit sich der Rumpf nicht nach unten dreht. ❹

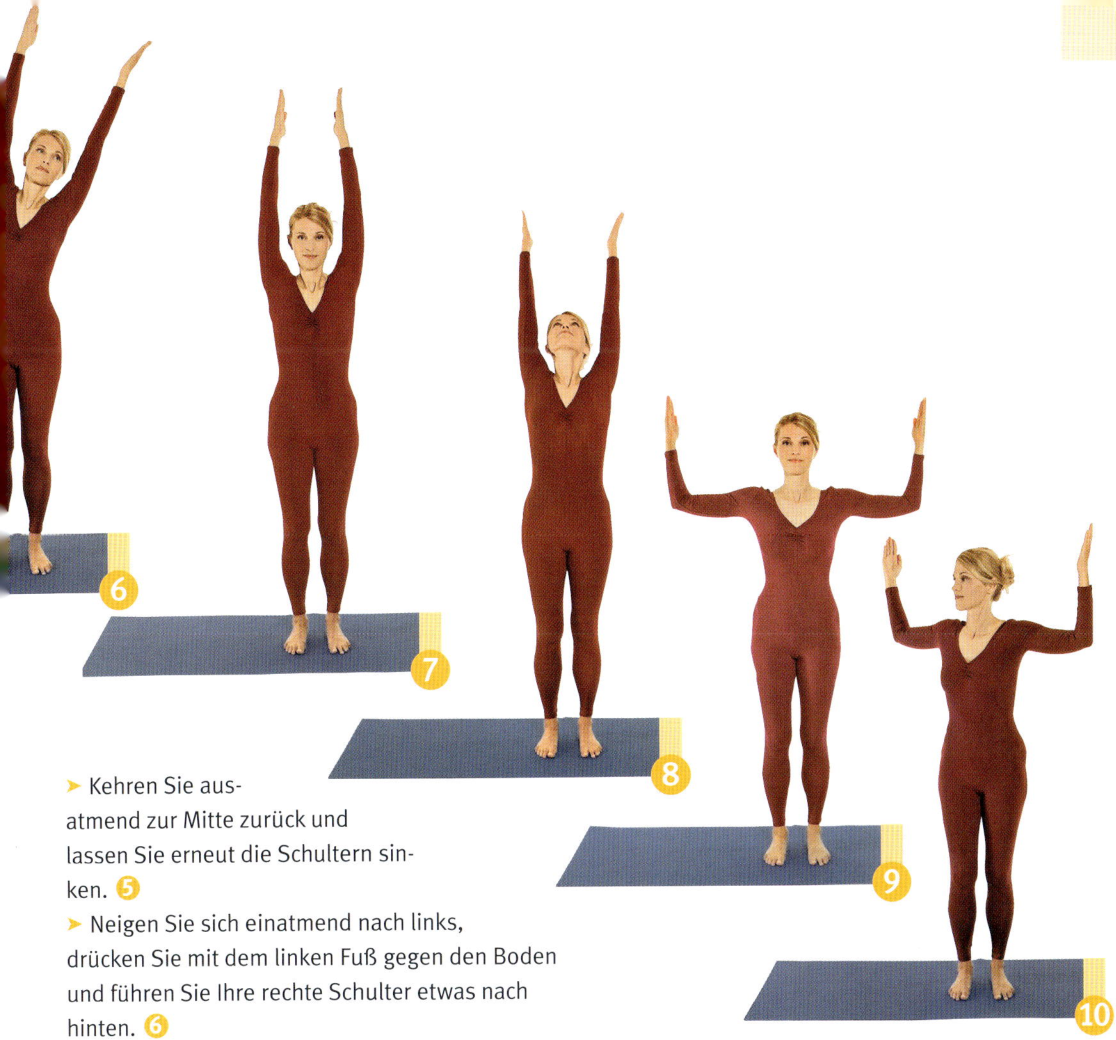

- Kehren Sie ausatmend zur Mitte zurück und lassen Sie erneut die Schultern sinken. 5
- Neigen Sie sich einatmend nach links, drücken Sie mit dem linken Fuß gegen den Boden und führen Sie Ihre rechte Schulter etwas nach hinten. 6
- Richten Sie sich ausatmend wieder auf. 7
- Spannen Sie den Beckenboden noch etwas kraftvoller an, atmen Sie ein. Streben Sie in der Atemfülle mit beiden Armen nach hinten, heben Sie das Brustbein nach vorn und oben. Kommen Sie so in die Andeutung einer Rückbeuge. 8
- Ausatmend lassen Sie die Arme in die Kerzenleuchterhaltung sinken. Die Handflächen weisen zueinander. 9
- Drehen Sie einatmend den Brustkorb nach rechts und schieben Sie gleichzeitig die rechte Hüfte etwas nach vorn. 10

Die Wirbelsäule aufatmen lassen

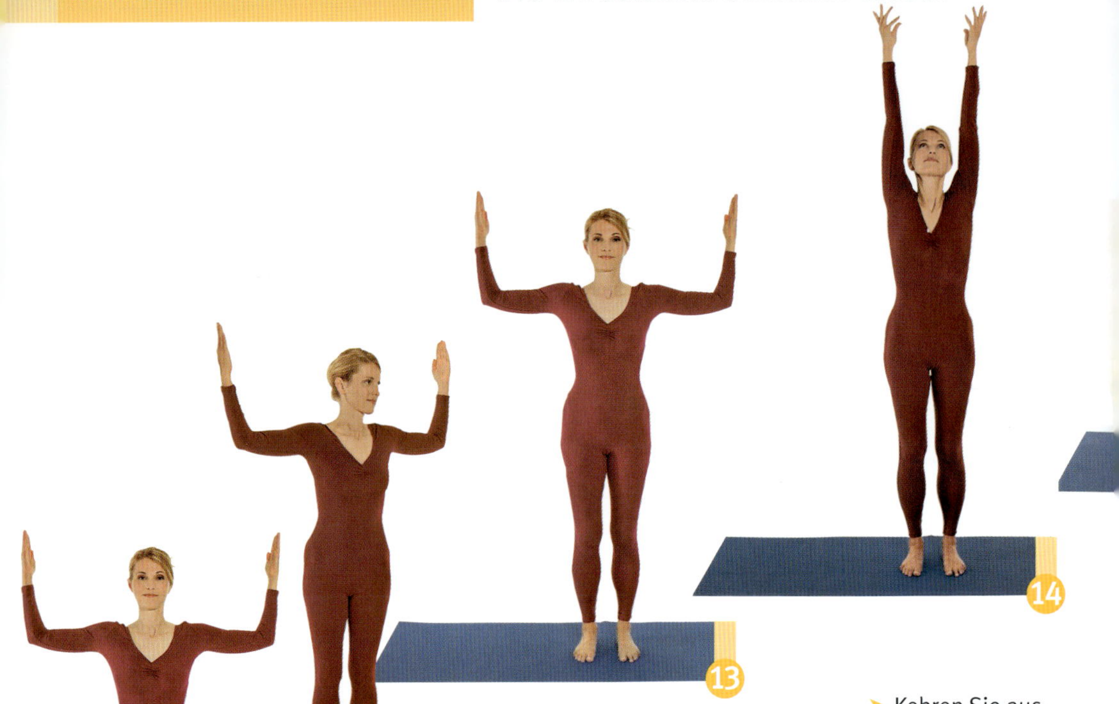

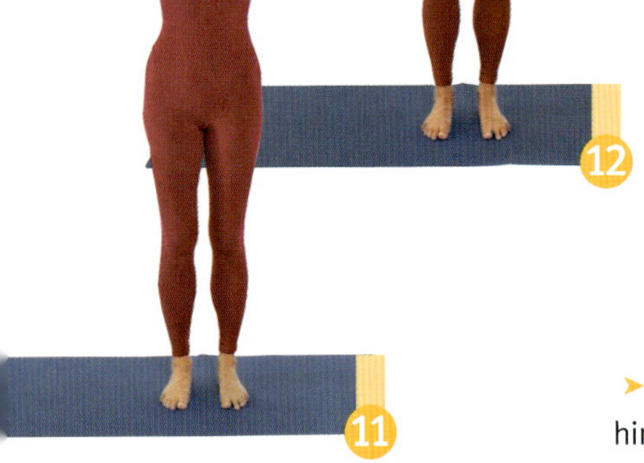

➤ Kehren Sie ausatmend zur Mitte zurück. 11

➤ Drehen Sie einatmend den Brustkorb nach links und schieben Sie gleichzeitig die linke Hüfte etwas nach vorn. 12

➤ Kehren Sie ausatmend zur Mitte zurück. 13

➤ Strecken Sie einatmend die Arme nach oben und wachsen Sie ganz weit aus Ihrer Wirbelsäule heraus. 14

➤ Lassen Sie ausatmend die Hände wie Wasser am Körper hinuntergleiten, und kommen Sie so in die Vorbeuge. 15

➤ Streben Sie einatmend mit den Sitzbeinen nach oben und strecken Sie die Beine, so weit es Ihnen möglich ist. Lassen Sie ausatmend den Rumpf noch etwas mehr sinken.

➤ Beugen Sie die Beine an, bis sich die Oberschenkel parallel zum Boden befinden. Legen Sie den Bauch auf die Oberschenkel, und heben Sie einatmend beide Arme seitlich in Schulterhöhe. Spannen Sie die Muskeln des Beckenbodens etwas an. Dehnen Sie sich in der Atemfülle weit über die Fingerspitzen.

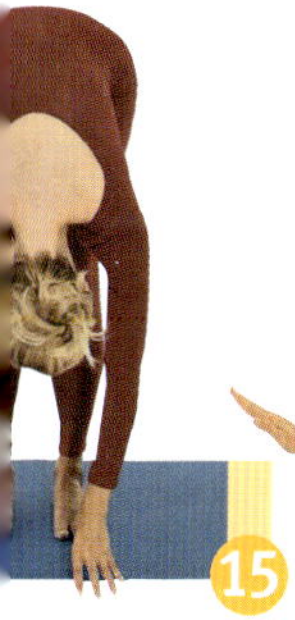

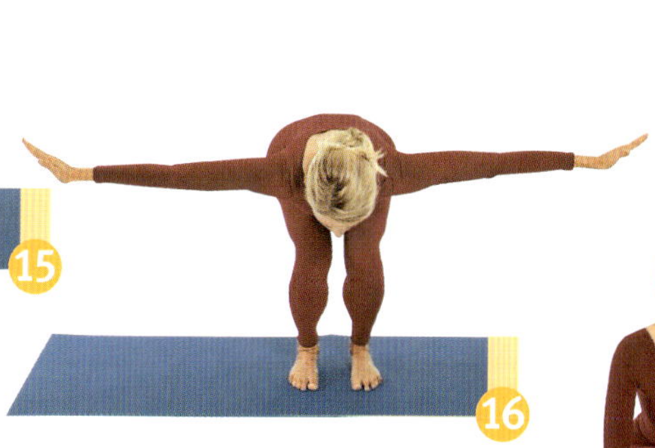

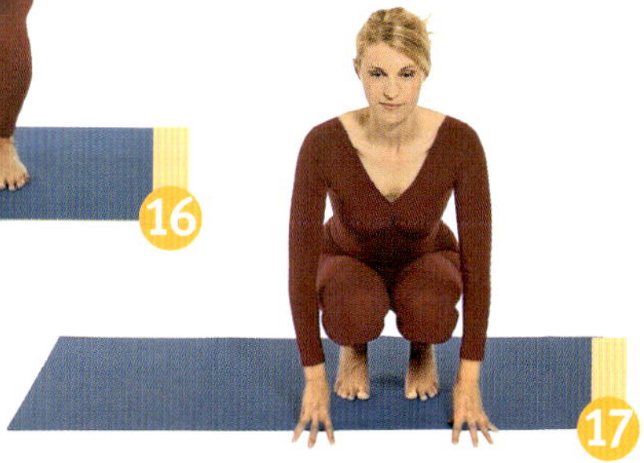

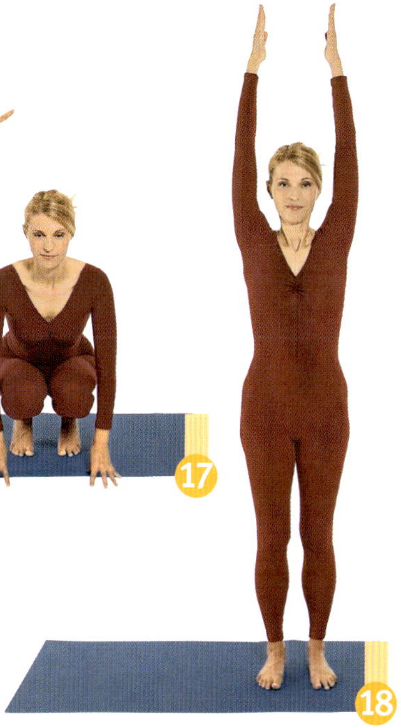

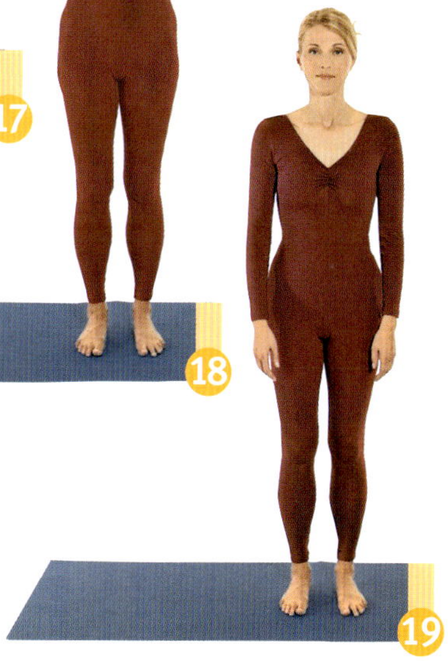

Verweilen Sie so einen Atemzug lang. 16

- Beugen Sie ausatmend die Arme und Beine, entspannen Sie den Beckenboden und kommen Sie in die Hocke. 17 Ziehen Sie sich ganz in sich zusammen. Halten Sie die Füße parallel, selbst wenn sich dann die Fersen vom Boden lösen.
- Heben Sie einatmend den Kopf, den Rumpf, die Arme. Richten Sie sich aus der Kraft der Beine auf in den Stand. 18 Kontrahieren Sie erneut die Muskeln des Beckenbodens. Dehnen Sie in der Atemfülle die Wirbelsäule leicht nach hinten.
- Kehren Sie zurück zur Mitte. Führen Sie ausatmend die Arme weit hinten über die Seiten nach unten. Halten Sie dabei die Kontraktion im Beckenboden und entspannen Sie ihn, sobald die Arme neben dem Körper sind. 19
- Spüren Sie einen Moment nach, bevor Sie den Bewegungsablauf noch einige Male wiederholen.

Auf der CD
Track 25

WAS DIESE ÜBUNG BEWIRKT

- Dehnt und entspannt überforderte und damit angespannte Rückenmuskeln.
- Verbessert die Beweglichkeit des Brustkorbs und vertieft die Atmung im Bauch und in den Flanken.
- Fördert die Durchblutung der Organe des Oberbauchs.

TIPP

➤ Achten Sie darauf, dass Sie nur den Brustkorb drehen – nicht aber den Kopf. Halten Sie vielmehr das Kinn in einer Linie mit dem Brustbein!

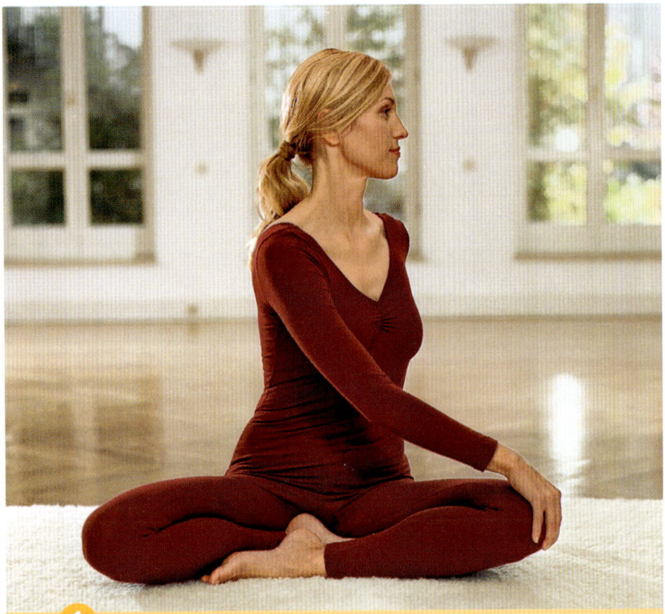

1

Der einfache Drehsitz

➤ Setzen Sie sich, wenn möglich, mit gekreuzten Beinen, eventuell mit einem flachen Kissen unter dem Gesäß. Lassen Sie sich nieder, als wollten Sie sich über die Sitzbeine verwurzeln.

➤ Legen Sie die Hände um die Knie, und wachsen Sie einatmend aus Ihrer Wirbelsäule heraus nach oben.

➤ Dann legen Sie Ihre rechte Hand auf das linke Knie und drehen ausatmend den Brustkorb nach links. Stellen Sie Ihre linke Hand hinter dem Becken auf. 1

➤ Atmen Sie aus, und gehen Sie etwas weiter in die Drehung. Wachsen Sie einatmend über den Scheitelpunkt nach oben.

➤ Verweilen Sie so einige Atemzüge – ausatmend die Drehung akzentuierend, einatmend nach oben wachsend. Wiederholen Sie die Übung dann nach rechts gedreht.

➤ Spüren Sie anschließend im Sitzen nach.

Die Wirbelsäule ruhen lassen

Unsere Wirbelsäule ist ein beweglicher Stab, der unserem Rumpf sowohl Stabilität als auch Flexibilität geben soll. Sie besteht aus 23 untereinander beweglichen Wirbeln sowie dem Kreuzbein und dem Steißbein. Zwischen den Wirbeln liegen die Bandscheiben, die aus Wasser bindendem Knorpel sind. Sie bestehen aus einem derben, belastungsfähigen Faserring und einem fast flüssigen Gallertkern in der Mitte, der wie ein Stoßdämpfer die Erschütterungen auffängt, wenn wir gehen, laufen oder springen. Die Dicke dieser Knorpelscheiben erschafft die Wirbelzwischenräume, also den Bereich zwischen den knöchernen Wirbelkörpern. Hier treten die Nerven des Rückenmarks aus, um die verschiedenen Körperregionen und Organe zu versorgen.

Während eines Tages kommt die Wirbelsäule ganz schön unter Druck

Unser Körpergewicht, die verschiedenen Hebelkräfte (siehe Text rechts) und die Schwerkraft drücken auf die Bandscheiben, und so verlieren sie im Laufe des Tages an Flüssigkeit und damit an Dicke. Nachts, wenn wir schlafen, strömt die Flüssigkeit zurück und unsere Bandscheiben polstern sich wieder auf.
Wie alle unsere Gewebe – besonders deutlich sichtbar an der Haut – verlieren auch die Bandscheiben zunehmend die Fähigkeit, Wasser zu binden. Sie werden spröde und anfällig für Risse, besonders dort, wo sie Tag um Tag durch unsere Körperhaltung beim Sitzen oder Stehen punktuell druckbelastet werden. Tritt bei einem solchen Riss der Gallertkern aus und drückt auf die Nerven, die die Wirbelsäule verlassen, spricht man von einem Bandscheibenvorfall.

INFO

So viel Last tragen unsere Bandscheiben: Wenn wir mit ausgestreckten Beinen auf dem Rücken liegen, ruht auf den Bandscheiben ein durchschnittlicher Druck von 25 kg. Beim Stehen erhöht er sich auf 100 kg, im aufrechten Sitz auf 140 kg, beim Vornüberneigen (also auch beim Sitzen mit rundem Rücken) bis auf 250 kg! Am wenigsten Druck wird in der Rückenlage mit hoch gelagerten Beinen ausgeübt – er reduziert sich fast auf null.

(Quelle: Hans-Dieter Kempf, Die Rückenschule; Rowohlt Verlag)

TIPP

➤ Sie sollten Ihre Beine so lagern, dass sich Ihre Oberschenkel in einem Winkel von 90–110° zum Körper und die Unterschenkel parallel zum Boden befinden. Ideal dafür ist ein »Jumbokissen«, wie Sie es auf dem Foto Seite 67 sehen (Bezugsquelle Seite 78).
Sie können auch einen Schaumstoffblock entsprechend Ihren Körpermaßen zuschneiden lassen: Höhe = Länge der Oberschenkelrückseite.

Wie Sie Ihre Wirbelsäule entlasten

Die einzige Haltung, die unserer Wirbelsäule und der Rückenmuskulatur wirklich Entlastung bringt, ist die Rückenlage im Laufe einer Nacht! Wenn es schneller gehen soll, müssen die Beine so gelagert werden, dass der Rücken ganz flach aufliegt. Damit die Bandscheiben sich wieder zu füllen beginnen, müssen Sie aber mindestens 40 Minuten so liegen bleiben!
Wenn Sie kürzer in dieser Entlastungshaltung verweilen, freuen sich zumindest Ihre Rückenmuskeln, die Sie nicht mehr aufrecht halten müssen und endlich entspannen dürfen. Wenn Sie aber bereits beschädigte Bandscheiben haben, dann gönnen Sie sich so oft wie möglich diese Zeit in der Rückenlage – Sie können dabei Musik hören, über Ihren Tag nachsinnen, Ihren Kindern etwas vorlesen oder erzählen. So bleibt Ihre Wirbelsäule länger jung und funktionstüchtig.

Schaffen Sie sich ein gemütliches Plätzchen

Damit Sie gerne eine Weile liegen bleiben, ist es wichtig, dass Sie sich wohl fühlen. Suchen Sie sich einen Platz in Ihrer Wohnung, an dem Sie auf dem Boden liegen können, ohne dass Möbel Sie zu sehr einengen. Sie brauchen eine warme, weiche Unterlage (zum Beispiel eine Yogamatte aus Schurwollflor), einen Sessel oder – besser noch – ein extra zu diesem Zweck gefertigtes Jumbokissen (siehe Tipp), ein Kissen für Ihren Kopf, damit er nicht so hart aufliegt, und eventuell eine Decke zum Zudecken. Deklarieren Sie diesen Ort zum »Kraftplatz für meinen Rücken«. Er sollte immer vorbereitet sein, so dass er Sie gleich, wenn Sie von der Arbeit heimkommen, zum Üben und Entspannen einlädt.

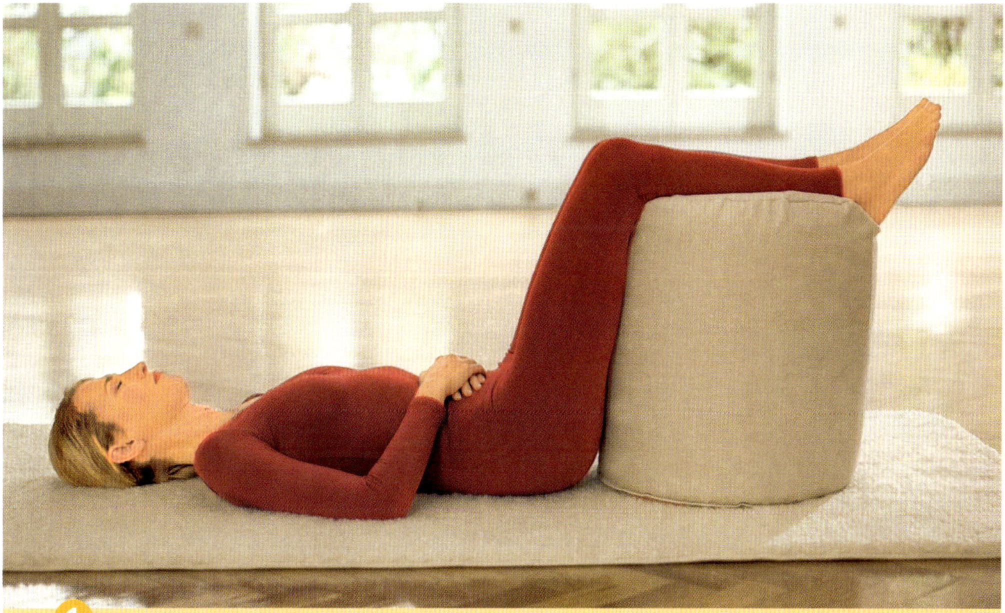

1

- Wenn Ihr »Kraftplatz« nicht vorbereitet ist: Falls Sie die Unterschenkel auf einen Sessel legen wollen, dann legen Sie Ihre Yogamatte vor diesen Sessel; wenn Sie sie auf das Jumbokissen legen wollen, dann rücken Sie es sich vorher zurecht. Holen Sie ein kleines Kissen (zum Beispiel ein Sofakissen), um den Kopf darauf zu betten, und legen Sie eine leichte, warme Decke griffbereit hin.
- Legen Sie sich auf den Rücken, die Unterschenkel auf den Sessel oder das Jumbokissen gelagert. Beobachten Sie, wie sich die Wirbel wie Perlen einer Kette einer nach dem anderen an den Boden schmiegen. 1
- Verweilen Sie in dieser Haltung, solange es Ihnen angenehm und möglich ist.
- Um sie zu verlassen, nehmen Sie die Unterschenkel herunter, rollen sich behutsam auf die Seite und bleiben so noch eine kleine Weile liegen, bevor Sie aufstehen.

WAS DIESE ÜBUNG BEWIRKT

- »Stressmanagement« für den Rücken, insbesondere bei Muskelverspannungen, Hexenschuss, Ischiasreizungen und Bandscheibenproblemen.
- Bei akuten Schmerzzuständen üben Sie bitte nichts außer dieser Entlastungshaltung!

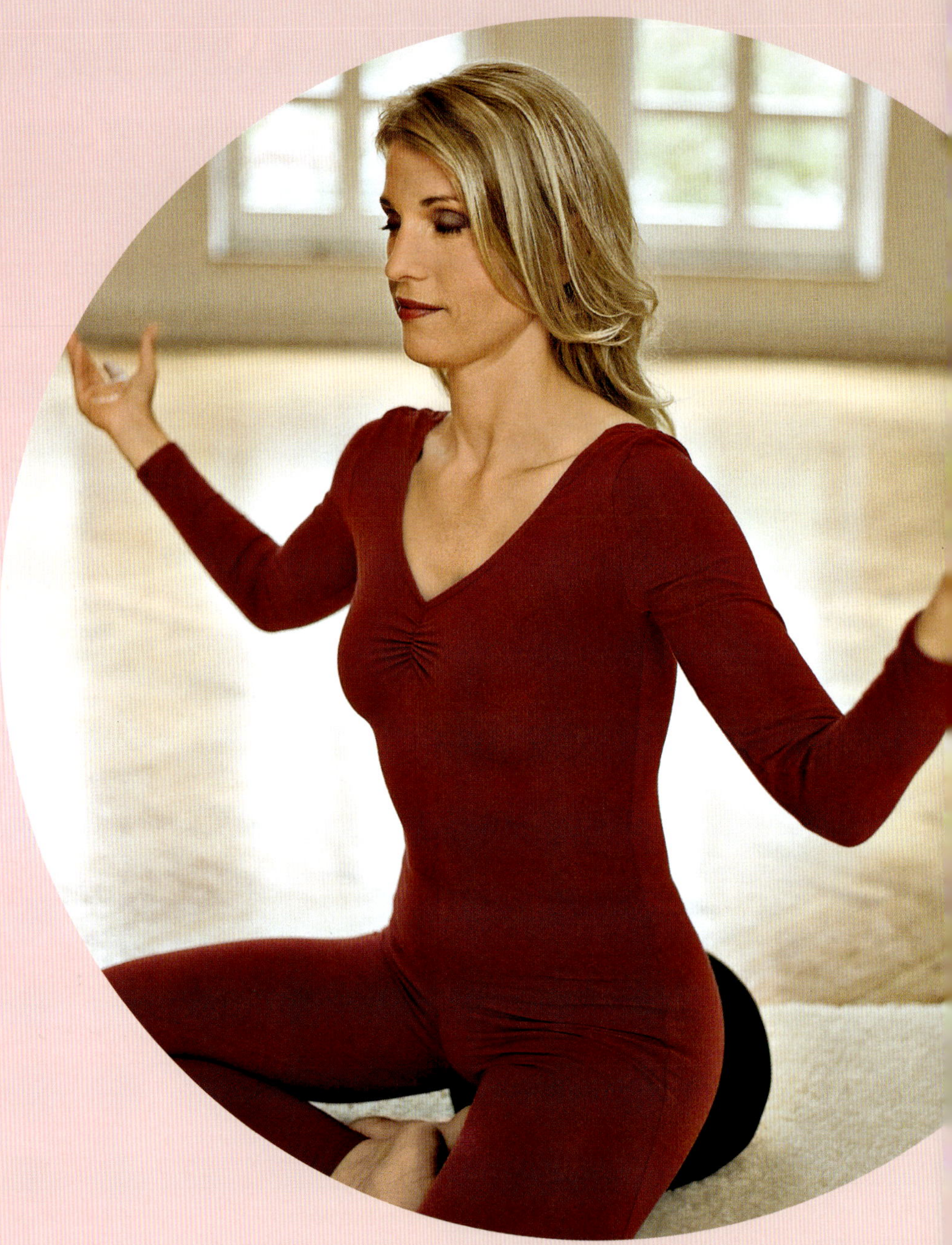

DIE INNERE KRAFTQUELLE FINDEN

Wollen Sie schnell und effektiv Ihre Batterien wieder aufladen? Dann üben Sie die Tiefenentspannung, die yogische Alternative zum »Power Nap«.

Suchen Sie Ruhe und Zufriedenheit, die bewirkt, dass Ihnen wieder weit ums Herz wird? Dann versuchen Sie es doch einmal mit der Herzmeditation. Sie hilft Ihnen, sich mit der Kraft Ihrer Gefühle zu verbinden und sich damit aus einer Ihrer tiefsten Quellen zu nähren.

Entspannungsübung

Auf der CD
Track 26

Die Beruhigung des Geistes ist ein wesentlicher Bestandteil einer ganzheitlichen Yogapraxis. Für die Yogis ist seit Jahrtausenden der stille, in sich ruhende Geist die Voraussetzung für unser Wohlbefinden – das körperliche ebenso wie das seelische. Die Tiefenentspannung hilft dem Geist, sich im Körper zu sammeln und in ihm zur Ruhe zu kommen.

WAS DIESE ÜBUNG BEWIRKT

- Wirkt Anspannung, Müdigkeit und Stress entgegen, die Körper und Geist im Laufe des Tages ansammeln. Regelmäßig geübt verhindert sie, dass die Wirkungen des Stress sich in uns festsetzen und uns krank machen. Sie führt zurück zur Ruhe und zur eigenen Mitte und hilft Ihnen, sich zu regenerieren.

Worauf Sie besonders achten sollten

Wenn Sie sich sehr nervös und unruhig fühlen, dann machen Sie die Tiefenentspannung erst nach den Körperübungen. Sie hilft, Spannung abzubauen. Denken Sie dran: Entspannung lässt sich nicht erzwingen, aber man kann sich die Bedingungen erarbeiten, damit sie sich einstellen kann. Wenn Sie gerade eine Erkältung überstanden haben, kann es sein, dass Sie im Liegen husten müssen. Dann üben Sie in einem bequemen Sitz (zum Beispiel im Sessel).
Wenn Sie jedes Mal während des Übens einschlafen, ist das nicht weiter schlimm, nur ist ein kleines Nickerchen lange nicht so erholsam wie die Tiefenentspannung. Wählen Sie in diesem Fall eine Haltung, in der Sie nicht so gut einschlafen können (zum Beispiel den Sitz). Wenn Sie sehr erschöpft sind, üben Sie am besten in der Bauchlage.

- Machen Sie es sich bequem in der Rückenlage. Schließen Sie Ihre Augen und entspannen Sie sie. ❶
- Lassen Sie Ihre Schultern breit und schwer zum Boden sinken. Geben Sie möglichst viel von Ihrem Körpergewicht an den Boden ab.

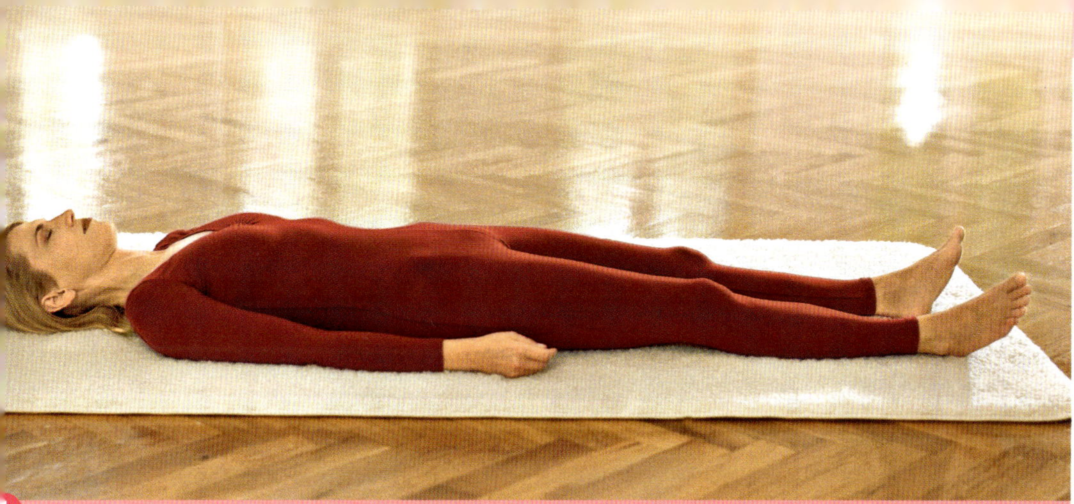

- Wandern Sie im Geiste von den Füßen bis zum Kopf durch Ihren Körper hindurch. Wie nehmen Sie sich in den verschiedenen Bereichen wahr? Wo fühlen Sie sich wohl? Wo sind Sie angespannt oder müde?
- Sammeln Sie sich mit der Wahrnehmung einatmend am Scheitelpunkt Ihres Kopfes. Stellen Sie sich dort ein strahlend helles, wärmendes und wohltuendes Licht vor. Verbinden Sie sich innerlich ganz mit diesem Licht.
- Lassen Sie in der Vorstellung das Licht um Ihren Körper herum fließen, bis es Sie ganz einhüllt. Spüren Sie so deutlich wie möglich diesen Lichtkokon, der Sie mit Wärme und Wohlbehagen einhüllt.
- Öffnen Sie Ihre Poren, so dass Ihnen das Licht unter die Haut gehen kann, und entspannen Sie mit dieser Vorstellung die ganze Oberfläche Ihres Körpers.
- Öffnen Sie Ihren Körperraum, so dass das Licht Sie immer mehr durchströmen und bis in die letzte Zelle hinein seine wohltuende Wirkung entfalten kann. Entspannen Sie mit Hilfe dieser Wahrnehmung Ihren ganzen Körper.
- Verweilen Sie noch etwas in diesem Gefühl, von Licht eingehüllt und von ihm erfüllt zu sein. Um die Übung abzuschließen, dehnen Sie sich wohlig durch.

TIPP

- Wenn Sie im Nacken sehr angespannt sind, legen Sie sich im Liegen ein Kissen unter den Kopf, und benutzen Sie im Sitz ein nackenstützendes Hörnchen-Kissen. Wenn Sie schnell frösteln, decken Sie sich mit einer leichten Decke zu.

Die Herzmeditation

Auf der CD
Track 27

Die Herzmeditation ist sehr wohltuend, wenn der Tag hart war, Begegnungen mit den Mitmenschen nicht immer erfreulich und Sie sich wieder mit Ihrer Herzenskraft verbinden wollen.

WAS DIESE ÜBUNG BEWIRKT

- Die Entfaltung friedvoller Gefühle lässt uns nicht nur im übertragenen Sinne »weit ums Herz« werden, sondern entspannt tatsächlich den Herzmuskel, so dass die Gefäße, die ihn versorgen, weit werden. Sie beruhigt den Herzschlag und hilft sehr gut bei Angina Pectoris (= Herzenge) und nach einem Herzinfarkt.

- Kommen Sie in einen aufrechten und bequemen Sitz Ihrer Wahl.
- Legen Sie beide Hände über Kreuz auf die Mitte der Brust, und entspannen Sie Ihren Herzraum. ❶
- Lassen Sie in sich ein Gefühl von Wohlwollen und Sympathie entstehen. Zuallererst für sich selbst, aber auch für die Menschen, die Ihnen nahe stehen.
- Wenn es sich nicht gleich einstellen will, dann denken Sie an einen Menschen oder ein Tier, den oder das Sie sehr gerne haben oder lieben – eben Ihren »Herzöffner«. Auf diese Weise erschaffen Sie ein Gefühl, das wirklich Ihre innersten Empfindungen ausdrückt.
- Bleiben Sie mit diesem Gefühl ganz nach innen gewandt und bei sich und nähren Sie es so.
- Sammeln Sie sich einatmend im Herzraum, und verströmen Sie dann ausatmend all das Wohlwollen und die Sympathie in den Raum, der vor Ihnen liegt. Führen Sie dabei Ihre rechte Hand nach vorn.
- Holen Sie sie einatmend zum Herzraum zurück und sammeln Sie sich dort.
- Verströmen Sie mit den folgenden Ausatmungen diese Gefühle nach rechts, nach hinten, nach links, nach oben und unten, und machen Sie mit einer oder beiden Händen die entsprechenden Gesten dazu. ❷
- Stellen Sie sich schließlich vor, dass Sie Wohlwollen und Sympathie wie eine schützende Hülle um sich legen, und beschrei-

ben Sie dazu mit beiden Armen einen weiten Kreis um sich herum.

- Wiederholen Sie diesen Ablauf insgesamt dreimal. Wenn Ihnen eine andere Reihenfolge angenehmer ist, können Sie sie gerne ändern.
- Verweilen Sie anschließend noch eine Weile in der Wahrnehmung Ihres Herzraumes und des Raumes, der Sie umgibt. Alles ist jetzt erfüllt von den positiven Schwingungen, die Sie ausgesandt haben. Beobachten Sie, wie friedlich und wohl Sie sich in diesem energetischen Raum empfinden, den Sie mit Ihrer Meditation erschaffen haben.
- Um die Übung zu beenden, legen Sie beide Handflächen vor der Brust aneinander und verneigen sich.

»Weite Dein Herz,
um alle Dinge der Welt
zu umfassen.
Öffne Dein Herz,
um alles Gute
aufzunehmen.
Beruhige Dein Herz,
um dem Wandel der Zeit
zu begegnen.«

Japanisches Sprichwort

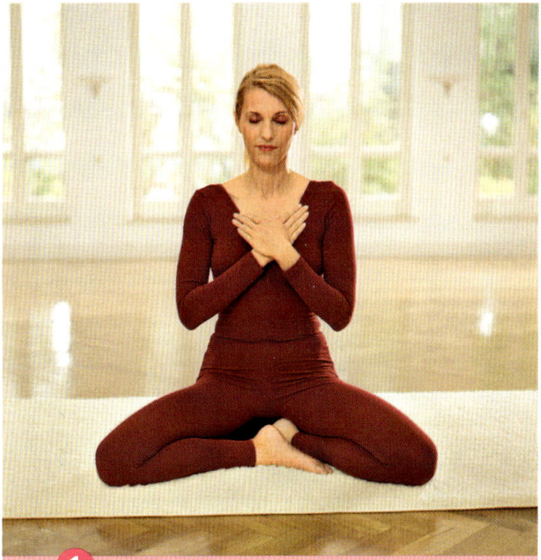

1

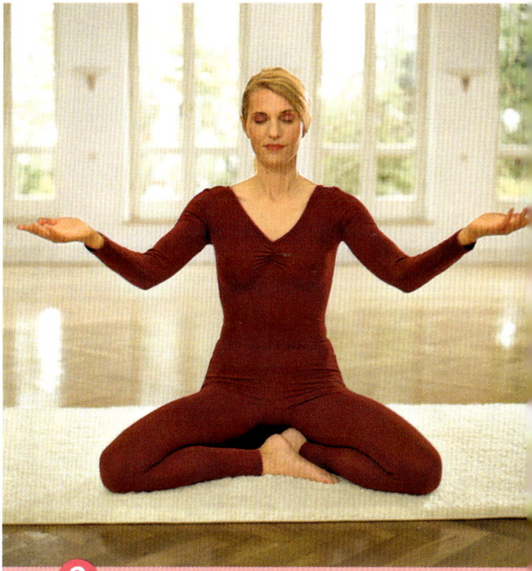

2

Die Übungsprogramme auf einen Blick

Morgenprogramm 1: Wenn Rücken und Nacken morgens schmerzen

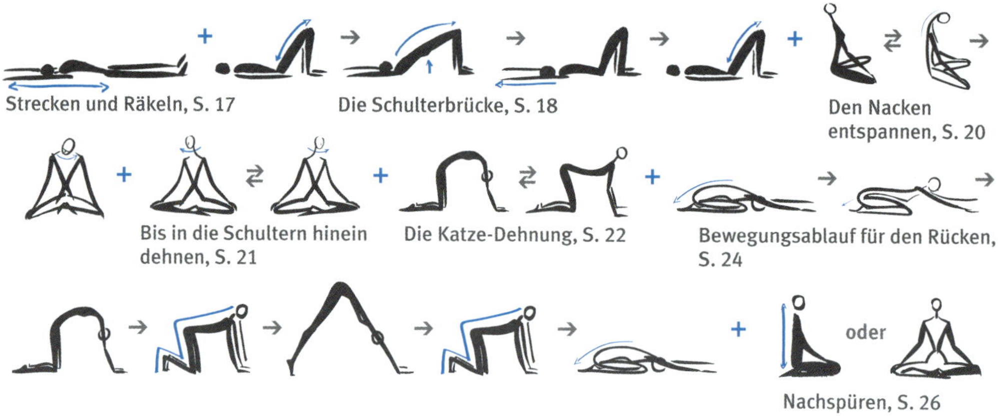

Morgenprogramm 2: Schwungvoll in den Tag starten

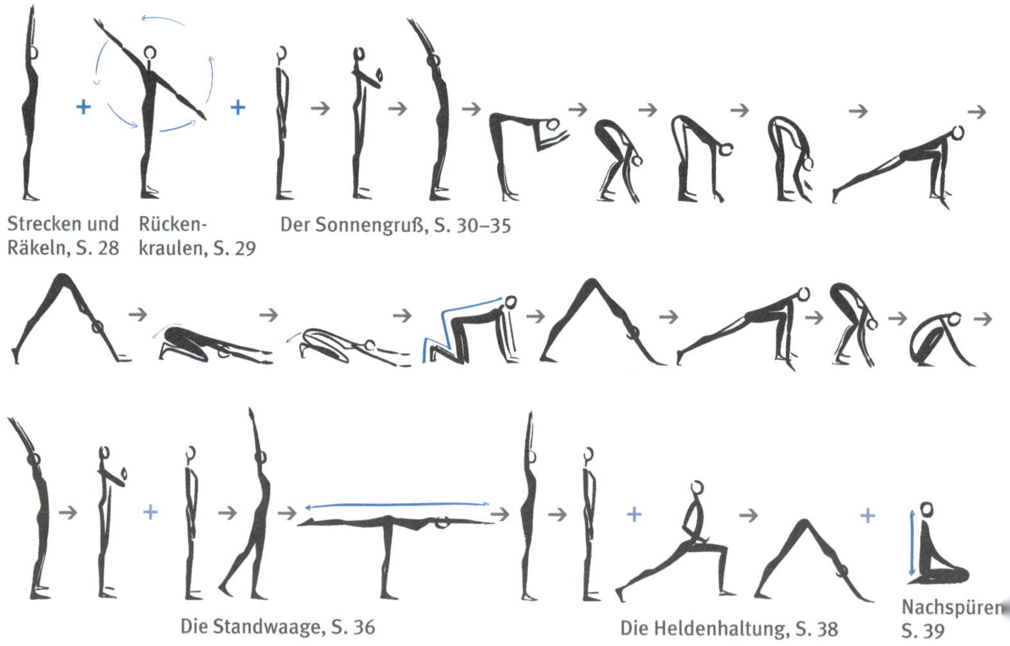

Abendprogramm 1: Abschalten und zur Ruhe kommen

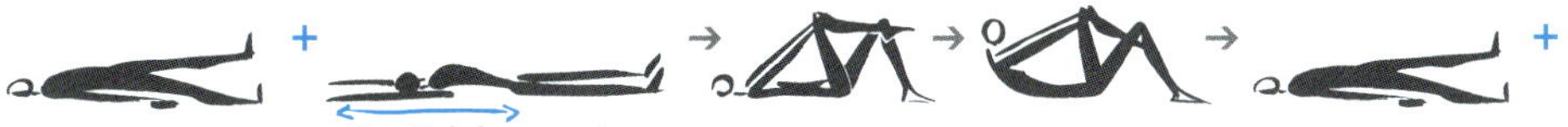

Durch den Körper wandern, S. 43 + Der Reinigungsatem, S. 44 +

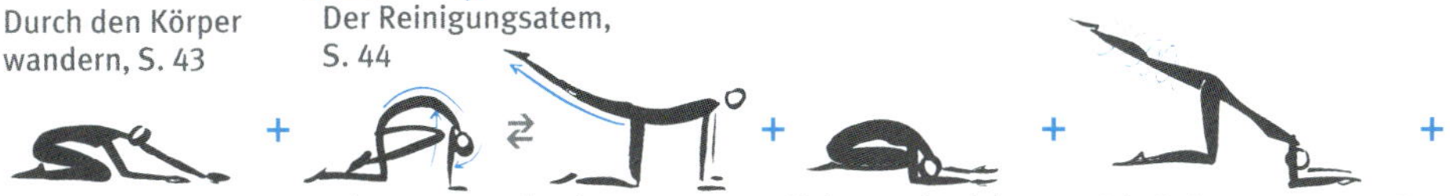

Sich in die Diagonale dehnen, S. 45 + Die Katze macht einen Buckel ..., S. 46 + Sich ganz in sich zurückziehen, S. 47 + Die Beine entstauen, S. 47 +

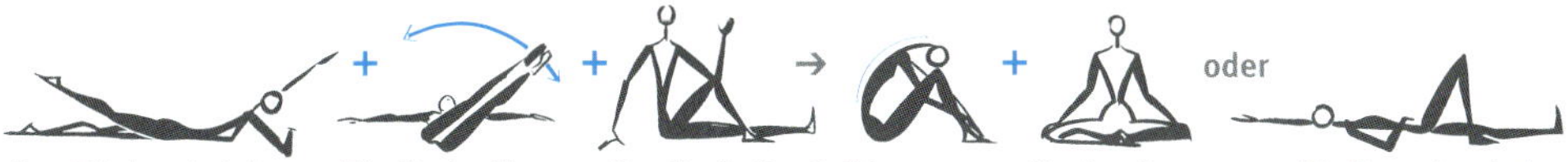

Den Rücken beleben und kräftigen, S. 48 + Die Krokodil-Übung, S. 49 + Der Drehsitz, S. 50 + Nachspüren, S. 26 oder Die Energie wieder fließen lassen, S. 51

Abendprogramm 2: Die Wirbelsäule aufatmen lassen

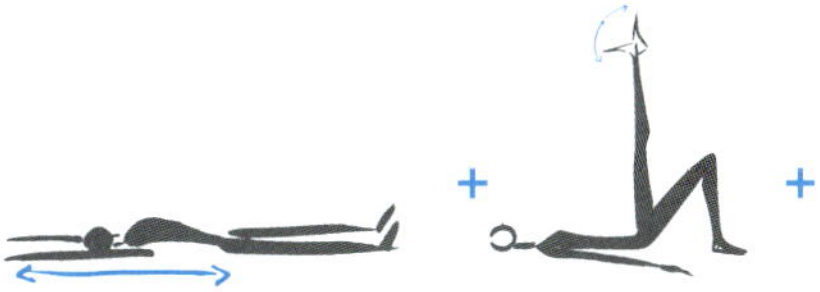

Strecken und Dehnen, S. 53 + Die Beine entstauen, S. 54 +

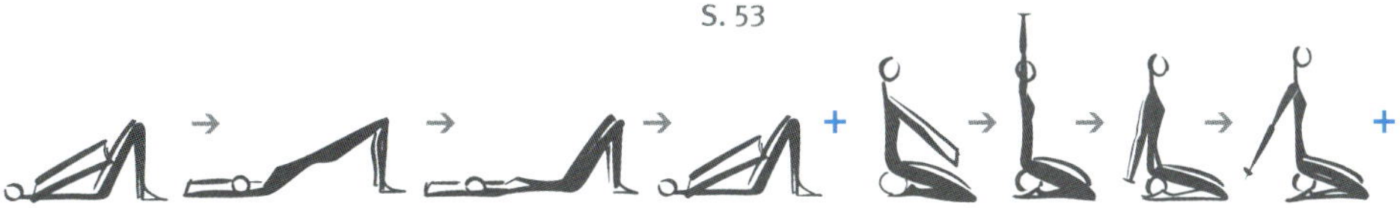

Variation der Schulterbrücke, S. 55 + Weite im Brustraum u. Kraft im Rücken, S. 56 +

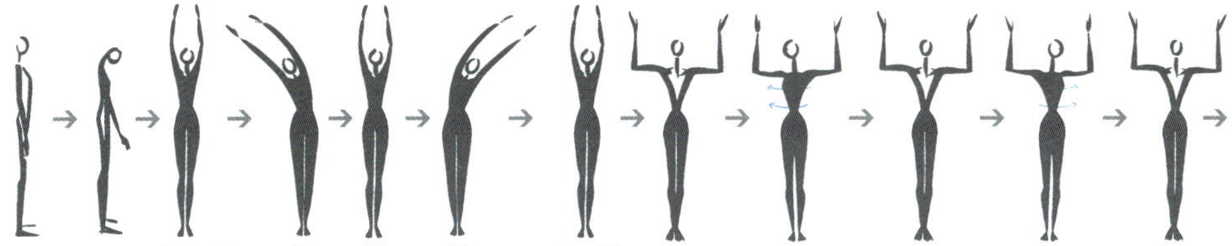

EA AA EA+AA EA AA EA AA+EA AA EA AA EA AA

Die acht Bewegungsrichtungen der Wirbelsäule, S. 58–63

(EA = Einatem, AA = Ausatem)

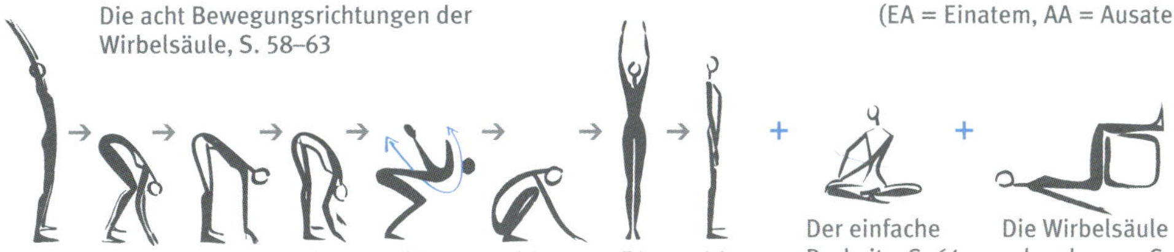

EA AA EA AA EA AA EA AA + Der einfache Drehsitz, S. 64 + Die Wirbelsäule ruhen lassen, S. 65

Sachregister

Bücher und Adressen, die weiterhelfen

Bücher

Tatzky, Boris/Trökes, Anna/Pinter-Neise, Jutta: *Theorie und Praxis des Hatha-Yoga;* Verlag Via Nova, Petersberg 1998

Trökes, Anna: *Das große Yogabuch;* Gräfe und Unzer Verlag, München 2000

Trökes, Anna: *Power durch Yoga;* Gräfe und Unzer Verlag, München 2000

Trökes, Anna: *Yoga für Rücken, Schulter und Nacken;* Gräfe und Unzer Verlag, München 2000

Lang-Reeves, Irene: *Beckenboden – das Training für mehr Energie;* Gräfe und Unzer Verlag, München 2002

Werner, Günther. T./Nelles, Michaele: *Rückenschule;* Gräfe und Unzer Verlag, München 2000

Zeitschrift

Deutsches Yoga-Forum; hrsg. vom BDY (Adresse rechts); erscheint zweimonatlich

Adressen

Anna Trökes
E-Mail: yogabuch@snafu.de

Hier erfahren Sie, wo Sie in Ihrer Nähe eine/n qualifizierte/n Yogalehrer/in finden:

Berufsverband der Yogalehrenden in Deutschland (BDY)
Jüdenstraße 37,
37073 Göttingen
E-Mail: info@yoga.de *oder* info@bdy.de.
Internet: www.yoga.de *oder* www.bdy.de

Berufsverband der BKS Iyengar-Yoga-Vereinigung Deutschland
Oberstraße 8, 53474 Bad Neuenahr-Ahrweiler
E-Mail: Iyengar-Yoga@t-online.de
Internet: www.Iyengar-Yoga.de

Matten, (Jumbo-)Kissen und Sitzbänkchen können Sie bestellen bei:

Bausinger GmbH
Hauptstraße 12
72479 Straßberg-Kaiseringen
E-Mail: info@bausinger.de.
Internet: www.bausinger.de

Dank

Herzlichen Dank an unser Fotomodell:
Bettina Krist ist Heilpraktikerin und Yogalehrerin (BDY/EYU). Sie unterrichtet seit 20 Jahren Yoga verschiedenster Stilrichtungen und leitete mehrere Jahre lang die Yogalehrer-Ausbildung am ZFN (Zentrum für Naturheilkunde) in München. Darüber hinaus arbeitet sie als Imaginationstherapeutin (Ausbildung bei Prof. Steve Gallegos) und mit Craniosacraler Osteopathie.
Kontaktadresse:
Bettina Krist
Stöhrstraße 3
81477 München

Wir bedanken uns auch bei der Firma Bausinger, dass sie für die Fotoproduktion kostenlos Yoga-Utensilien zur Verfügung gestellt hat.

YOGA FÜR JEDEN

Entspannen Sie sich und tanken Sie neue Energien auf

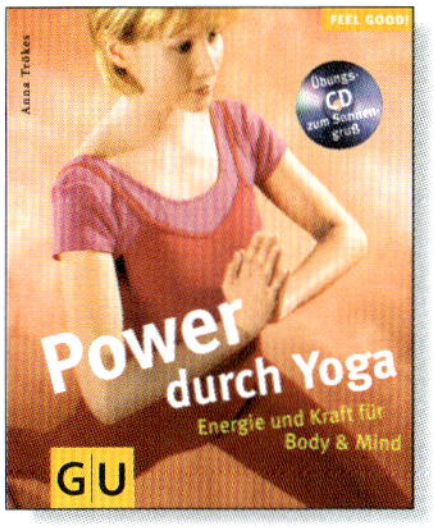

ISBN 3-7742-4807-9
48 Seiten, mit CD | € 8,90 [D]

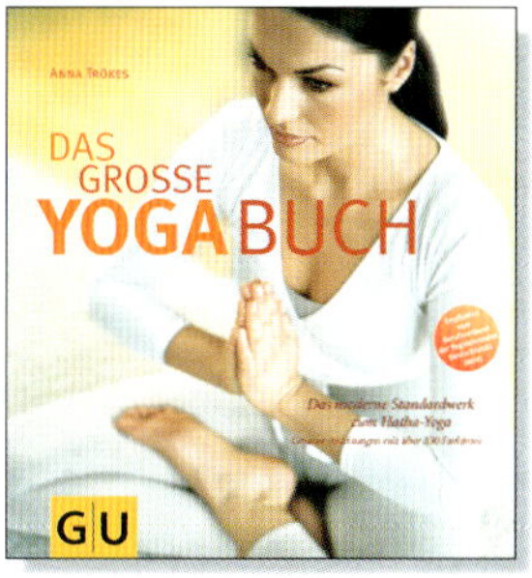

ISBN 3-7742-1795-5
192 Seiten | € 25,90 [D]

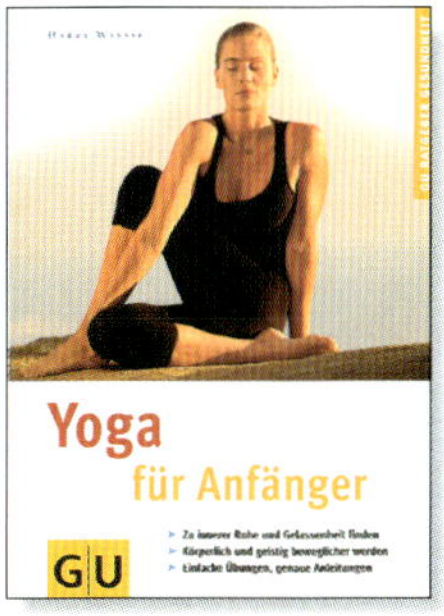

ISBN 3-7742-1461-1
96 Seiten | € 10,90 [D]

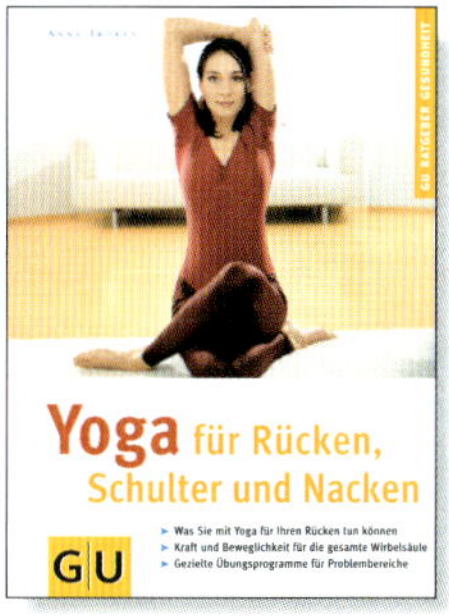

ISBN 3-7742-4801-X
96 Seiten | € 10,90 [D]

Kompetent, praxisnah und motivierend: Unsere vielfältigen Yoga-Ratgeber vermitteln Anfängern den richtigen Einstieg in den Yoga und bereichern die Übungspraxis von Fortgeschrittenen.

G|U

Gutgemacht. Gutgelaunt.

Impressum

Redaktion: Ilona Daiker
Lektorat & Gestaltung: Felicitas Holdau
Layout und Umschlaggestaltung: Claudia Fillmann, Independent Medien-Design, München
Herstellung: Markus Plötz
Lithos: W & Co., München
Druck und Bindung: Print Consult, München

ISBN 3-7742-4787-0

Auflage	5.	4.		
Jahr	06	05	04	03

Bildnachweis

Fotoproduktion: Andreas Hosch, München
Illustrationen: Nike Schenkl, Caputh
Gettyimages: S. 5

CD

Musik komponiert und produziert von Thomas Schwaiger.

Thomas Schwaiger: Programming, Synthesizers
Wolfgang Neumann: Electric Guitars
Asian samples courtesy of Spectrasonics »Heart of Asia«

Sprecherin: Anna Trökes

Aufgenommen, gemischt und gemastert von Dieter Kurz im Tonwerk Greifenberg.

Wichtiger Hinweis

Die Inhalte des vorliegenden Ratgebers wurden sorgfältig recherchiert und haben sich in der Praxis bewährt. Alle Leserinnen und Leser sind jedoch aufgefordert, selbst zu entscheiden, ob und inwieweit sie Übungsanleitungen und Anregungen aus diesem Buch umsetzen wollen. Autorin und Verlag übernehmen keine Haftung für die Resultate. Führen Sie alle Übungen immer im Rahmen Ihrer Beweglichkeit aus, erzwingen Sie nichts.

Ihr Gräfe und Unzer Verlag
Redaktion Gesundheit
Postfach 86 03 25
81630 München
Fax: 089/41981-113
e-mail: leserservice@graefe-und-unzer.de